Med
Phras

MW01075072

first edition 2013

ISBN is 1494262479
EAN-13 is 978-1494262471

by A.H.Zemback

Contents

Introduction/demographics   4

Chief complaint/pain assessment   6

Common complaints (as stated by the patient)   8

Past Medical & Surgical History (list of diseases)   11

Allergies/medications   15

Family/social history   16

ROS: Skin, Lymph, bone, blood, endo   17

ROS: HEENT   19

ROS: Respiratory/cardiac   21

ROS: GI/GU   23

ROS: Women's health   27

ROS: Peripartum/neonatal   31

ROS: Neurologic/psychiatric   33

Common commands used during the physical exam   35

Physical exam   36

Joint exams   51

Counseling   59

Dates, numbers, time   69

Body parts   74

English-Kinyarwanda glossary   77

Kinyarwanda-English glossary   107

Postscript   136

Introduction/demographics

English	Kinyarwanda
How are you?	Amakuru ki?
Good morning, good afternoon	Mwaramutse/Mwiriwe
My name is ...	Nitwa...
I am a...1)male nurse/female nurse, 2) doctor, 3) social worker, 4) dentist, 5) eye doctor, 6) surgeon, 7) physical therapist	Nkora akazi nka 1) umoforomo/umoforomokazi, 2) umuganga, 3) umusosiyari, 4) umuganga (umuvuzi) w'amenyo 5) umuganga w'amaso, 6) umuganga ushinzwe kubaga, 7) umuvuzi ukora mu bugororangingo (imikorere y'umubiri).
What is your name?	Witwa nde?
I am pleased to meet you.	Ndishimye kubamenya.
Please write your name.	Mushobora kwandika izina ryanyu.
Do you speak English?	Mbese uvuga icyongereza?
Say that one more time, please.	Subiramo, mushobora.
Can you speak slowly, please?	Wavuga witonze, mushobora?
Come with me.	Ngwino tujyane.
Sit here, please.	Icara hano, mushobora.
What province do you live in ?	Mutuye mu yihe ntara?

4

English	Kinyarwanda
1) country 2) province 3) district 4) sector 5) cell 6) village	1) igihugu 2) intara 3) akarere 4) murenge 5) akagali 6) mudugudu
What is your telephone number?	Nimero yawe ni iyihe?
Can you give us the name and telephone number or address of someone to be contacted?	Mushobora kuduha izina na nomero ya telefoni cyangwa aderesi (aho abarizwa) y'umuntu dushobora kubaza.
Are you married?	Urubatse?
What is your age?	Mufite imyaka ingahe?

Chief complaint/pain assessment

English	Kinyarwanda
What is your health concern today?	Mufite ikihe kibazo? (Umeza gute?)
When did this problem start?	Ubu burwayi bwagufashe ryari?
How many days have you been feeling ill?	Umaze iminsi ingahe wiyumvamo (uburwayi) ko urwaye?
Have you had an accident?	Wigeze kugira impanuka?
How were you injured?	Wakomeretse ute? (ni buryo ki wakomeretse?)
Did you fall from a tree?	Wahanutse mu giti?
Were you shot with a gun?	Warashwe n'imbunda?
Is this wound from a machete?	Ibi ngibi byatewe n'umupanga?
Is this wound from a car/ moto accident?	Ibi byatewe n'impanuka y'imodoka/ipikipiki?
Did you lose consciousness (blackout) before coming here?	Wataye ubwenge (uwazitswe guta umutwe) nyuma y'iyi mpanuka?
Did you lose a lot of blood before coming here?	Wavuye amaraso menshi mbere y'uko uza hano?
Do you feel pain now?	Ese ubu murababara?
Is the pain severe?	Ese ububarbare burakabije?
What kind of pain is it?	Ufite uburibwe ki?
dull, sharp?	imfundikirane, burakaze cyane?
constant?	ni uruhererekane?

English	Kinyarwanda
off and on?	buragenda bukagenda?
Is the pain beginning to be reduced?	Buriyongera cyane cyangwa buragabanuka (b18roroha)?
Touch the spot with one finger.	Kora aho ubabara
What makes it better?	Ni iki kibworoshya?
What makes it worse?	Ni iki kibwongera?
When do you get the pain...	Ni ryari wumva ubabara...
at night, before meals, after meals?	nijoro, mbere yo kurya, nyuma yo kurya
Have you been in the hospital before?	Wigeze uza ku bitaro kwivuza?
What were you treated for?	Mwivuzaga iki?

Common complaints

English	Kinyarwanda
My lower back hurts.	Ndwaye umugongo.
My neck is stiff.	Ijosi ryanjye ntirinyeganyega.
I have a sore throat.	Mfite ibisebe.
I have a fever	Mfite umuriro.
I have a cough.	Nafashwe na inkorora.
It hurts when I swallow.	Birambabaza iyo ndi kumira:
I have a headache.	Ndwaye umutwe.
I have an earache.	Ndaribwa mu matwi.
I have a toothache.	Ndwaye iryinyo.
I have shoulder pain.	Mfite ububabare mu ntugu.
I have elbw pain.	Mfite ububabare mu nkokora
I have wrist pain	Mfite ububabare mu bujana
I have knee pain.	Mfite ububabare mu mavi
I have ankle pain.	Mfite ububabare mu akagombambari
I am dizzy.	Mfite isereri/ muzunga
I am very nervous.	Ndahangayika cyane.
I can't sleep.	Sinshobora gusinzira.
I am tired.	Ndananiwe.
I have chest pain.	Ndababara mu gatuza.
My heart beats very fast.	Nafashwe na umutima urateragura cyane.
I have a headache.	Ndaribwa umutwe.
I have trouble breathing.	Nafashwe na simpumeka neza.

English	Kinyarwanda
I am coughing a lot.	Nafashwe na inkorora cyane.
It hurts when I take a deep breath.	Ndababara mu gihe mpumetse cyane
I am pregnant	Ndatwite.
I have pain during my menstrual period.	Ngira uburibwe mu gihe cy'imihango y'ukwezi.
I have a vaginal infection.	Ndwaye mu gitsina.
I am on a birth control pill.	Ndi kunywa ibinini.
I have not had my period for... months.	Sinagize imihanga y'ukwezi mu gihe cy'amezi...
I have a stomach ache.	Ndwaye munda.
I cannot eat.	Sinshobora kurya.
I am nauseated.	Ndumva mfite iseseme.
I have been vomiting.	Ndaruka.
I have indigestion.	Ndababara mu nda.
I have no appetite.	Ntabwo ndya, nta mu rurumba ngira.
I have diarrhea	Ndahitwa.
I am constipated.	Ndwaye impatwe.
I have blood in my stools (feces).	Mfite amaraso mu mabyi yanjye.
I feel sick.	Ndumva ndwaye.
I feel weak.	Ndumva mfite intege nke.
I have joint pain.	Ndaribwa mu ngingo.
I think I broke my arm.	Nekereza ko navunitse akaboko
I think I broke my leg.	Nekereza ko navunitse akaguru
I have a boil.	Mfite natwitswe n'amazi.
I have a burn.	Mfite nahiye.

English	Kinyarwanda
I have a wound.	Mfite nakomeretse.
I am injured.	Ndakomeretse.
I am limping.	Ndacumbagira.
He hurt his head.	Yagushije umutwe.
He is unconscious.	Yataye ubwenge.
He is bleeding a lot.	Ari kuva cyane.
He has a broken bone.	Igufa rye ryavunitse.

Past Medical & Surgical History (list of diseases)

English	Kinyarwanda
Are you being treated for any chronic health problem?	ujya ufata imiti y'indwara uhorana?
Do you have a history of:	Waba ujya urwara:
arthritis	rubagimpande
asthma	asima
bronchitis	urwaye imiyoboro yo guhumeko
cancer	indwara indakira
chicken pox	indwara yandura itera ubushyuhe (intandara) bw'igihe gito n'amabara y'umutuku ku mubiri.
chlamydia	hamiro imitezi
cholera	kolera
common cold	rwagakoco
conduct/behavior problems	uburara
depression	amajune
depression like problems	agahinda kenshi; kwiheba
diabetes	diyabeti
diphtheria	indwara yandura byihuse (imfite uburemere) izana umuriro mwinshi (intandara) ikanatera guhumeka biruhanyije no kumira.
eczema	Imimerere y'uruhu aho ruba umutuku, rukomeye (rukakaye) biatuma ushaka kuhakanda.

English	Kinyarwanda
epilepsy	igicuri
gonorrhea	uburagaza
heart murmur	iyumvikana ry'amajwi adasanzwe mu mutima, rimwe na rimwe nk'ikimenyetso cy'imimerere (imikorere) mibi (amakemwa) yawo.
heart problems	ibibazo by'umutima-Indwara z'umutima
hepatitis	kurwara umurjimo
herpes simplex	tumenyereye
hypertension	hypertension
insect bite	kurumwa (kurwinga) n'agakoko (agasimba)
irritability/anger	umushiha
irritable bowel syndrome	indwara y'amara
jaundice	umuhondo
malaria	ubuganga
measles	iseru
mumps	ibingiriza
osteoporosis	indwara yo koroha amagufwa
pneumonia	umusonga
polio	imbasa
rabies	umiywyo
ringworm	indwara inzana utuziga tw'umutuku ku mubiri
scabies	ubuheri

English	Kinyarwanda
scarlet fever	indwara y'abana yandura itera gufungana mu mihogo, kuzamuka k'ubushyuhe bw'umubiri (indandara, umuriro) n'amabara y'umutuku ku mubiri
scurvy (vitamin C deficiency)	indwara iterwa no kubura vitamini C mu mubiri
sexually transmitted infections	ibyago (ibyorezo) bikwirakwizwa n'imibonano mpuzabitsina
stroke (cerebrovascular accident)	indwara y'bwonko bita STROKE
syphilis	uburuga
thyroid disease	umwingo.
tonsil abscess	ikibyimba (igishyute) cyo mu maraka
tuberculosis	igituntu
typhoid fever	ibigatura
warts	ishyundu
whooping cough (pertussis)	inkorora , gukorora cyane
worry/anxiety	guhangayika
yellow fever	indwara yandura ituma uruhu ruhinduka umuhondo ishobora kugira inkurikizi y'urupfu
HIV/AIDS	VIH/SIDA
Date starting ARV?	Itariki mwatangiye gufata imiti igabanya ubukana?
Date and value of last CD4?	Itariki n'ingano za CD4 ziheruka?

English	Kinyarwanda
to lose weight because of AIDS	guhorota kubera ubwandu bwa SIDA
Have you have pneumonia or meningitis?	Waba warigeze urwara umusonga cyangwa mugiga?
Have you had surgery in the past?	Waba warabazwe?
What surgery was done?	Wabagiwe iki?
What year was the surgery done?	Ni mu wuhe mwaka mwabazwe?

Allergies/medications

English	Kinyarwanda
I am allergic to...	Ngira ingaruka mbi ku...
Have you had reactions to medications?	Hari ingaruka mbi iyi miti yakugizeho?
Which medications?	Iyihe miti?
Do you take (modern) medication at home?	Wafashe imiti ya kizungu murugo? (Hari imiti ufata mu rugo?)
Have you taken traditional medication?	Wafashe imiti ya gihanga murugo?
Are you taking Bactrim?	Murimo gufata (kunywa) Bactrim?
I want to see the medication bottle.	Ndashaka icupa ry'imiti.
What is the name of the medication?	Ni irihe zina ry'iyo miti ufata?
Do you have a vaccination record?	Uramfite ahanditwscyangwa ahabitswe uburyo wakingiwe?

Family/social history

English	Kinyarwanda
Is your mother living?	Mama wawe aracyariho?
Is your father living?	Papa wawe aracyariho?
Do your brothers/sisters have health problems?	Murumuna/mushiki wawe yaba afite ikibazo cy'imibere homyiza?
Do you have children?	Mufite mbese abana?
Do you drink alcohol?	Ese unywa inzoga?
How many drinks per day?	Unywa kangahe ku munsi?
Do you drink alcohol every day?	Unywa buri munsi?
Do you smoke cigarettes?	Unywa itabi?
How many cigarettes per day?	umfata itabi ringana rite ku munsi (umubare w'itabi umfata ku munsi)?
What kind of work do you do?	Ukora akahe kazi (umurimo ukora)?
What is your religion?	Idini ryawe ni irihe? (usengera he?)

ROS: Skin, Lymph, Bone, Blood, Endocrine

English	Kinyarwanda
Do you have skin problems?	Hari uburwayi bw'uruhu ufite?
Do you have a rash?	Hari ahantu ufite ikibara kumubiri?
Do you have any blisters or sores?	Umfite igishute cyangwa ikibyimba?
Have you had lice?	Wigeze ugira inda (ku mu biri)?
Have you been bitten by ticks?	Wigeze urumwa (uribwa) n'ikirondwe?
Have you seen any rats in your home?	Hari imbeba wigeze ubona iwawe?
Were you bitten by a dog or another animal?	Wigeze kurumwa n'imbwa cyangwa n'indi nyamaswa?
Do you have lymph node enlargement or pain?	Urababara inturugunya?
Do you have bone pain?	Urababara mu magufa?
Do you have joint pain?	Urababara mu ngingo?
Do you have joint swelling?	Mubyimba mu ngingo?
Do you have pain in the back or the neck?	Umfite ububabare mu mugongo cyangwa mu gikantu?
Do you have bleeding problems?	Waba ufite ikibazo cyo kuva?
Do you urinate frequently?	Uranyaragura?
Are you frequently thirsty?	Uhorana inyota buri gihe?

English	Kinyarwanda
Have you lost weight?	Warananutse? Waba utakaza ibiro?
Is the ankle pain so severe you cannot walk on it?	Uribwa cyane mu kagombambari ntabwo ushobora gutambuka (kugenda)?
Does your knee give way or lock up?	Amavi yawe akwemerera gutambuka cyangwa ntabwo ushobora kuyahina?
Do you feel pain when you move your shoulder?	Iyo unyeganyeje intugu urababara (wumva ububabare)?
Have you had any broken bones?	Waba warigeze kuvunika igufwa? (hari igufwa ryawe ryigeze gucikamo)?

ROS: HEENT

English	Kinyarwanda
Have you suffered from a head trauma in the past?	Waba warigeze ugira uburwayi bwo mu mutwe?
Do you have dizziness?	Ujya ucura isereri ukanahezwayo?
Have you blacked-out?	Wigeze urabirana cyangwa uzitswa (uwazitswe), guta ubwenge.
Can you see well?	Ujya uhumaguza?
Do you have double vision?	Uboma ikintu kimwe mo bibiri?
Do you have blurred vision?	Ntuboma neza?
Do you have pain in bright light?	Waba umererwa nabi n'umucyo mwinshi?
Do you see spots in front of your eyes?	Hari utuntu duto tw'amabara urikubona imbere y'amaso yawe?
Which eye do you have a problem with?	Ni irihe jisho umfitemo ikibazo?
Do you wear glasses?	Wambara amadarubindi (indorerwamo)?
Can you hear well?	Ese urumva neza?
Do you have pain in your ears?	Umfite ububabare mu matwi?
Do you have drainage from your ears?	Ugutwi kuranyenya?
Do you hearing loss in only one ear?	Ugira ikibazo cyo kumvira mu gutwi kumwe gusa?

English	Kinyarwanda
Which ear is affected?	Ni ukuhe gutwi (kwamfashwe) kwanduye?
Do you have a buzzing sound in your ears?	Hari amajwi ahwihwisa mu matwi yawe?
Do you have nosebleeds?	Uva imyuna?
Do you have a toothache?	Ububabare bw'amenyo?
Do you have a broken tooth?	Umfite iryinyo ryacitsemo?
Do you have lumps or swelling in your mouth?	Hari ikibyimba cyangwa ishyundu umfite mu kanwa?
Do you have hoarseness (a change in your voice)?	Gusarariza?
Do you have a sore throat?	Kubabara mu muhogo?
Do you have neck stiffness?	Kugaga kw'ijosi?

ROS: Respiratory/cardiac

English	Kinyarwanda
Are you short of breath?	Ugira ibibazo mu guhumeka?
Do you sit up at night to breathe?	Hari igihe uhaguruna nijoro kugira ngo uhumke?
Do you have pain when you take a deep breath?	Ubabara iyo uhumetse cyane?
Do you have wheezing?	Urasemeka?
Do you have a cough?	Urakorora?
Do you cough a lot?	Urakorora cyane?
How long have you had the cough?	Umaranye inkorora igihe kingana iki?
Do you have a productive cough?	Ufite igikororwa?
Do you have a lot of sputum?	Ufite igikororwa cyane?
Do you have bloody sputum?	Waba ujya ucira amaraso?
What color is your sputum.	Igikororwa cyawe gisa gite?
Have you had tuberculosis?	Wigeze urwara igituntu?
Do you have chest pain?	Ubababara mu gituza?
Do you have palpitations?	Umutima uragu kubita?
Do you have chest pain that moves to your left arm?	Umfite ububarbare bwo mu gatuza bukomereza mu kuboko kwawe k'ibumoso?
Do you sweat a lot when you have this chest pain?	Ubira icyuya cyane mu gihe umfite ububabare bwo mu gatuza?
Do you have leg edema?	Ubyimbye amaguru?

English	Kinyarwanda
Do you have weakness?	Nta mbarago ufite (urananiwe)?
Do you have tiredness?	Ufite umunaniro?

ROS: GI/GU

English	Kinyarwanda
Do you have abdominal pain?	Ujya uribwa mu nda?
Do you have abdominal pain after you eat?	Nyuma yo kurya ibiryo bimwe na bimwe?
When did this problem start?	Ni ryari ubwo burwayi bwatangiye?
Has it been weeks, months, years?	Haba hashize icyumweru, amezi, imyaka?
Do you still have pain?	Ubu se uracyumva ububabare?
Are you in pain now?	Ufite ururibwe nonaha? (Ese urababara nonaha?)
Touch the spot where you have pain with one finger.	Kora aho ubabara.
Does it hurt all the time?	Wumva ububabare igihe cyose?
Does the pain come and go?	Ububabare buhoraho cyangwa biza bisimburana?
Is the pain better than yesterday?	Urumva ububabare bwiyongere ye kurusha ubw'ejo?
Do you have fever?	Ufite umuriro?
Do you have chills?	Uhinda umushyitsi?
Do you have night sweats?	Ubira ibyuya nijoro?
How is your appetite?	Ugira ubushake bwo kurya?
Are you hungry?	Urashonje?

English	Kinyarwanda
Have you vomited?	Uraruka?
What did the vomit look like?	Ibyarutwe (ibirutsi) biba bimeze gute?
Have you vomited blood?	Wigeze uruka amaraso?
Do you have nausea?	Ugira isesemi?
Did the nausea start today?	Iseseme yatangiye uyu munsi?
How many days have you had nausea?	Iseseme uyimaranye iminsi ingahe?
Did you have a bowel movement today?	Wigeze wituma uyu munsi?
When was your last stool?	Uherutse kurituma ryari?
Did you pass gas today?	Wasuze uyu munsi?
Are you constipated?	Urwaye impatwe?
Do you have diarrhea?	Urahitwa?
How many times per day?	Biba incuro zingahe ku munsi?
What did the stools look like?	Umwanda wituma (amabyi) aba ameze gute?
Is the stool black or bloody?	Umusarane ni umkara cyangwa urimo amaraso?
What color is your stool?	Umusarane ufite irihe bara?
Do you have anal itching?	Umfite/ugira uburyaryate mu nnyo?
Do you have pain with swallowing?	Waba ufite ikibazo cyo kumira?
Do yu have difficulty swallowing?	Waba ugira ingorane zo kumira?
Do you have a burning pain in your stomach?	Ujya wumva wokerwa mu nda?

English	Kinyarwanda
Have you seen worms in your stools?	Wigetze ubona inzoka mu mabyi yawe?
Have you had a gastroscopy?	Hari ubwo wigeze uca mu cyuma kireba bu gifu?
Do you have burning when you urinate?	Urokerwa iyo wihagarika (unyara)?
Do you have penile discharge?	Ubona igitsina kivamo amashyira?
Do you have a sore on your penis?	Hari utubyimba ku gitsina yawe?
Is your urine cloudy?	Inkari zawe zirijimye?
Do you have sharp pains in your back or your groin?	Umfite ububabare bukabije mu mugongo wawe cyangwa mu mayunguyungu?
Do you have an aching pain under your scrotum?	Umfite uburibwe (ububabare) munsi y'umufuka w'amabya?
Do you have difficulty staring to urinate?	Ugira ikibazo iyo utangiye kunyara?
How often do you urinate at night?	Wihagarika kangahe mu ijoro?
Do you have the urge to urinate after just urinating and are you only urinating small amounts?	Ugira ihihibikana (ubushake bukabije) ryo gushaka kunnyara nyuma y'uko urangije kunyara ukananyara inkari nkeya?
Is the urine stream slow?	Kunyara bigenda buhoro cyangwa birihuta?
Do you leak urine when you cough or sneeze?	Inkari zirasohoka mu gihe ukoroye cyangwa witsamuye?

English	Kinyarwanda
Do you have blood in the urine?	Mu nkari harimo amaraso?
Have you every passed a kidney stone?	Wigetze ugira imisenyi yo mu mpyiko? (Cyangwa utubuye two mu myiko)

ROS: Women's health

English	Kinyarwanda
Have you noticed any breast lumps?	Inkabya?
Do you have nipple discharge?	Ujya wumva amabere yikora?
Do you have swelling around or below your nipples?	Umfite ishyundu (ikibyimba) mu mpande cyangwa munsi y'impiko?
Have you reached menopause?	Wageze mu gihe cyo gucura imbyaro?
Are you pregnant?	Uratwite?
How many months pregnant are you?	Umaze amezi angahe utwite?
Could you possibly be pregnant?	Birashoboka ko waba utwite?
Can we do a pregnancy test?	Dushobora kugukorera isuzuma ko waba utwite?
Are your periods regular?	Uri mu mihango?
Are your periods painful?	Waba ugira imihango ibabaza?
Is the flow heavy?	Ugira amaraso menshi?
When did your last period start?	Imihango yawe iheruka yatangiye?
How many days do your periods last?	Imihango yawe imara iminsi ingahe ?
Do you bleed between periods?	Ujya uva amaraso mu gihe cy'uburumbuke?

English	Kinyarwanda
Do you take birth control pills?	Ujya umfata ibinini (imiti) iboneza urubyaro?
oral contraceptives	ibinini bikoreshwa mu kobenza urubyaro
male condom	agakingirizo k'umugabo
female condom	agakingirizo k'umugore
depo provera	inshinge
birth control subcutaneous implant	udupira two mu kuboko
intrauterine birth control device	agapira ko mu mura (DIU)
Do you have pain during intercourse?	Ujya ugira ububabare mu gihe cy'imibonano mpuzabitsina?
Do you have vaginal itching?	Uryaryatwa mu gitsina?
Do you have vaginal pain?	Wumva ububabare mu gitsina?
Do you have unusual discharge from the vagina; a lot or a little?	Hari ibintu bidasanzwe biva mu gitsina? Bikeya cyangwa byinshi?
How many times have you been pregnant?	Ni ubwa kangahe usama? (Inda yawa ifite amezi angahe?)
How many children do you have?	Ufite abana bangahe?
Were your deliveries normal?	Wabyaye neza? (ivuka cyangwa ibyara ryagenze neza).
Have you had any miscarriages?	Wigeze ukuramo inda (ugukubita igihwereye)?

English	Kinyarwanda
Did you have problems in your previous pregnancies?	Wigeze ugira ibibazo mu nda (mu kubyara) zawe zabanje?
Did you have any severe bleeding after any of your deliveries?	Uva amaraso mu buryo bukomeye nyuma y'igihe cyose ubyaye?
Do you know your blood type?	Amaraso yawe ari mu buhe bwoko?
During your pregnancy did you have any bleeding or swelling of the ankles?	Mu gihe wari utwite wigeze uva amaraso cyangwa ugira ishyundu (ikibyimba) mu kabumbambari?
Do you have swelling of the hands?	Urabyimba mu maso n'ibiganza?
Are you in labor?	Uri kunda?
labor pain (pain one has during childbirth)	ibise (ubabare bwo kujya ku nda)
When did your contractions start?	Umaze kunda kangahe?
Are the contractions regular or irregular?	Ikomatanya, iyegeranya cyangwa igise birasanzwe cyangwa ntibisanzwe?
How many minutes between contractions?	Ni iminota ingahe bimara (Ikomatanya)?
Do you feel the baby move?	Urumva umwana akina?
Did your water break?	Warivubiye? Wabonye ishuha imeneka?
to break water	kumeneka kw'isuha
Is this your first baby?	Uyu ni imfura yawe?
Do you feel the baby move?	Urumva umwana akina?
Do not push! (during childbirth)	Wisunika! (reka gusunika) (mu gihe umwana avuka)

29

English	Kinyarwanda
Push now! (during childbirth)	Sunika (mu gihe umwana avuka)
Push very hard! (during childbirth)	Sunika cyane (mu gihe umwana avuka)
You had a boy!	Umfite umuhungu! (Wabyaye umuhungu!)
You had a girl!	Umfite umukobwa! (Wabyaye umukobwa!)
You had twins!	Umfite imanga (wabyaye impanga)
The baby is healthy. (The babies are healthy)	Umwana ameze neza ;amfite ubuzima bwiza. (Abana bameze neza; bamfite ubuzima bwiza.)
The baby is sick.	Umwana wawe ararwaye.
We need to help you baby.	Turashaka gufasha umwana wawe.
You can stay with the baby.	Ushobora gusigarana n'umwana wawe.

ROS: Peripartum/neonatal

English	Kinyarwanda
How old is your baby?	Umwana wawe amfite imyaka ingahe?
What was your baby's birth weight?	Umwana yavu kany ibiro bingana iki?
How are you feeding the baby, with breast or bottle?	Umwana wawe umugaburira ute, n'ibere cyangwa n'icupa?
breastfeed	konsa
bottle feed	amata y'ifu y'abana bamwe
Is the baby nursing well?	Umwana aronka neza?
Has the baby had any convulsions?	Nyu mwana aragagara?
What color was the amniotic fluid?	Uruzi rw'inda rwari rumfite irihe bara?
amniotic fluid	isuha
losing amniotic fluid (water breaking)	isuha yamenetse
Were you ill before the delivery?	N'iki wanwaye mbere yo kubyara?
What is the baby's temperature.	Umwara afite umuriro ungana iki?
We need to warm the baby up.	Turashaka gushyushya umwana.
We need to put the baby under a special light (warming light or to treat neonatal jaundice).	Turashaka gushyira umwana mu cyuma cyabugenewe (kuvurisha urumuri) ngo ashyuhe.

English	Kinyarwanda
We need to give the baby oxygen.	Turashaka guhungiza umwana.
Did the baby pass urine today?	Umwana wawe yanyaye uyu munsi? (kunyara)
Did the baby have a stool today?	Umwana wawe yaneye uyu munsi?
Does the child cry often?	Umwana arira ishuro nyinshi (aririza)?
Is the child gaining weight?	Umwana ibaro byiyongereye?
Does the child have a good appetite?	Umwana amfite ipfa ryiza? Cyangwa amfite umuhate wo kurya?
What kinds of pain does the child complain of?	Ni ubuhe bubabare umwana aborogera cyangawa yintubira?
Is he (she) drinking ok?	Aranywa neza?
Is he (she) eating ok?	Ararya neza?
Have you seen worms in the vomit or stool?	Wigeze ubona inzoka mubirutsi mu musarani?
Does he/she have diarrhea?	Amfite impiswi?
Does he/she have vomiting?	Araruka?

ROS: Neurologic/psychiatric

English	Kinyarwanda
Do you have facial weakness?	Ugaragaza intege nke nu maso?
Do you have facial numbness?	Kugagara mu maso?
Do you have leg weakness?	Intege nke mu maguru?
Do you have leg numbness?	Kugagara mu maguru?
Do you have arm weakness?	Intege nka mu maboko?
Do you have arm numbness?	Kugagara mu maboko?
Were you unconscious?	Wigeze uta ukwenge?
Have you had any convulsions?	Wigeze kugira imbwa (ituba cyangwa iyongera ry'imitsi mu buryo budateganijwe nta gahato kabayeho)
Do you have tremors?	Wigeze guhena umushyitsi?
Have you had vision loss in one eye?	Ese ijisho rimwe ntiribona neza?
Do you have problems with your balance?	Ufite iserezi?
Do you have problems walking?	Ugira ibibazo mu gutembera (kugenda)? Hari ingorane ugira mu ugenda?
Do you have pain that travels from your buttock down the back of your leg?	Ugira ububabare kuva ku kibuno kumanuka ugana inyuma y'amaguru yawe?
Do you have memory problems?	Ugira ibibazo mu kwibuka (kuzirikana)?
Do you have anxiety?	Akababaro? (Gakabije?)

English	Kinyarwanda
Do you have depression?	Agahinda gakabije? (ihungabana)
How is your mood?	Uri kwiyumva ute?
Do you hear voices?	Wumva amajwi abandi bantu batumva?
Do you sleep well?	Usinzira neza?

Common commands used during physical exam

English	Kinyarwanda
Lay down.	Ryama.
Sit up (if they are laying down).	Byuka.
Stand up.	Haguruka.
Sit down.	Icara.
Sit here.	Icara hano.
Open your mouth.	Asama.
Show your tongue.	Erekana ururimi.
Say "ahh".	Vuga ngo "ahhh".
Breath deeply.	.Humeka cyane.
Close your eyes.	Funga amaso yawe.
Raise your eyebrows.	Zamura ibitsike.
Smile widely.	Unyereke amenyo yose.
Swallow now.	Mira nonaha.
Open your eyes.	Fungura amaso.
Say "yes" if you feel this.	Vuga "yego" iyo urikumva.
Do this movement (quickly).	Kora gutya (vuba vuba).
Move your arm like I do.	Koresha ukoboko kwawe uko ndikubigenza.
Lay on your side.	Ryamira urubavu rwawe.
Lay on your abdomen.	Ryamira inda yawe (ubika inda).
Bend your knee.	Hina ivi ryawe.

Physical examination template

English	Kinyarwanda
Appearance, height	uko ugaragara, uburebure
pulse, blood pressure respiratory rate temperature "I must check your blood pressure."weight (pounds/ kilograms)	"Ndapima umuvudoko w'amaraso yawe."
Temperature: "Hold this under your tongue." (thermometer)	"Mfata agapimabushyuhe munsi y'ururimi rwawe (agapimabushyuhe); igipimisho cy'ubushyuhe."
"I need to put this thermometer under your arm."	"Ndashaka (nkeneye) gushyira agapimabushyuhe munsi y'ukuboko kwawe."
Weight "Stand up, here (on the scale)"	"Hagaruka, hano."
"Stand on the scale (so I can check your weight)."	"Hagarara kuri uyu munzani (kugirango shobore kumenya ibiro byawe)."
skin	uruku
visual acuity	aho ushobero kureba
"Cover your right eye. Read this. Now cover your left eye and read this."	"Funga (hisha) ijisho ryawe ry'iburyo. Soma ibi. Noneho funga (hisha) ijisho ryawe ry'ibumoso hanyuma usome ibi."
conjunctivae, (sclerae)	Igihenehene

English	Kinyarwanda
pupils (optic disc) "I must shine a light into your eyes."	imboni "Ngomba kumurikisha umuriri mu maso yawe."
"I must put some medicine drops into your eyes."	"Ngombagushyira ibitonyanga by'umuti mu maso yawe."
Glaucoma test: "You are going to feel a puff a air in your eyes"	"Ugiye kumva guhuha k'umuyaga mu maso yawe."
ear canal, tympanic membrane	nyirugutwi
"I must look into your ears."	"Ngomba kureba mu gutwi kwawe."
"Cover this ear with your hand. Tell me when you cannot feel the vibration. Tell me when the sound stops."	"Pfuka uku gutwi n'ukuboko kwawe. Mbwira niba udashobora kumva ibitigita, gucugusa, gucunda. Umbwire mu gihe urusaku ruhagaze."
"Do you hear the sound the same in both ears?"	"Wumva amajwi mu buryo bumwe mu matwi yombi?"
nasal mucosa	inyama zo mumazuru
"I must look into your nose; lean your head back."	"Ngiye kureba mu nazuru yawe imbere, unamura umutwe wawe. (uwujyana inyuma)."
sinuses	utwobo two mu mutwe
teeth	Amenyo
mouth, gums, teeth, uvula "Open your mouth, please."	"Asama, mushobora." (fungura meno)
"Stick out your tongue please."	"Erekana ururimi, mushobora."

37

English	Kinyarwanda
"Say ahh."	"Vuga ngo ahhh."
"Sit up."	"Byuka."
"I must listen to your chest with this (show the stethescope)."	"Ngomba kumva agatuza kawe nimfashishije (nkoresheje) iki (ibi)."
Auscultation, "Breathe deeply with your mouth open."	"Humeka cyane."
"Close your mouth."	"Funga meno"
percussion (I must assess your abdomen.)	Ndashaka gusuzuma inda.
"I must touch your abdomen; this will not cause pain."	"Ngomba gukora ku nda yawe; ini ntabwo ibrababaza."
"I must listen to you abdomen with this (show the stethescope)."	"Ngomba kumva inda yawe nimfashishije (nkoresheje) iki (ibi)."
"Lie down on your back, please." (Lay down.)	"Ryama umugongo." (Ryama)
"Lie on your left side."	"Ryama ibumoso."
"Lie on your right side."	Ryamira urubavu rwawe rw'iburyo.
tenderness "Does it hurt here?"	"Urababara hano?"
cva tenderness (I want to check your back)	"Ndashaka gusuzuma ku mugongo."
heart rate, rhythm "Breathe normally."	Uko umutima utera
heart murmur? "I want to check your heart."	"Ndashaka gusuzuma umutima."
carotid "Hold your breath."	"Ba uhagaritse guhumeka."

English	Kinyarwanda
jugular venous pressure	umutsi unyura mu majigo gukweduka
nipple discharge? "Do you have nipple discharge."	"Hari amashyria aza mu mabere (imoko)?"
breast tenderness "Do you have breast tenderness?"	"Urababara ibere?"
breast exam " I need to examine your breasts."	"Ndashaka gusuzuma amabere."
carotid, radial, aortic, femoral, dorsalis pedis and posterior tibial pulsation "I need to check your vessels."	"Gusuzuma imitsi."
leg edema?	kubyimba?
"Lie down please."	"Uraryamye, mushobora."
"Show me where it hurts."	"Nyereka aho yakomerekeje (ikubabaza)."
"Does it hurt here?"	"Ubabara hano?"
umbilicus	umuscondo
inguinal hernia?	umusipa
palpation, fluid wave, superficial abdominal veins "I am going to check your abdomen to feel your liver."	"Gusuzuma umwijima."
Uterine height (cm) "I will examine your uterus."	"Gusuzuma umura."
fetal heart tones	guteraki umutima w'umwana urimunda
urinalysis "Give a urine sample."	"Gutanga inkari."
presentation:	Igice cy'umubiri buona mu gihe umwana avuka.

English	Kinyarwanda
head presentation	Igice cy'umutwe yabanje umutwe
breech presentation	yabanje ikibuno
transverse presentation	yaje atambamye
speculum exam	ni akuma bakoresha bareba nyababyeyi
vaginal exam	gukara mu gitsina
gestational age	igihe wasaniye inda
amniotic fluid	isuhu
Apgar, 1 minute	APGAR
Breathing effort: If the infant is not breathing-score is 0. If the respirations are slow or irregular-score is 1. If the infant cries well-score is 2.	Igeregeza ry'ihumeka: Iyo uruhinja rutari guhumeka-igiteranyo ni 0. Iyo (niba) guhumeka biri gahoro cyangwa bihindagurika-igiteranyo ni 1. Iyo uruhinja rurira neza- igiteranyo ni 2
Heart rate evaluated by stethescope. If there is no heartbeat-score is 0. If the heart rate is less than 100 beats per minute-score is 1. If the heart rate is over 100 beats per minute-score is 2.	Isuzumamutima ryakozwe n'icyumvisho (igikoresho muganga akoresha yumva umutima n'ibihaha). Iyo hatari ugutera k'umutima -igiteranyo kiba 0. Iyo umutima utera ishuro ziri munsi y'ijana (100) ku munota- igiteranyo kiba 1. Iyo umutima utera ishuro ziri hejuru y'ijana (100) ku munota- igiteranyo kiba 2.

English	Kinyarwanda
Muscle tone. If the muscles are loose and floppy-score is 0. If there is some tone-score is 1. If there is active motion-score is 2.	Gutera kw'imikaya (imitsi). Iyo imitsi (umukaya) yisanzuye kandi yorohereye - igiteranyo kiba (ni) 0. Iyo hari ugutera kw'imikaya - igiteranyo ni 1. Iyo hari ugutera guhambaye (gukorana ibakwe) kw'imikaya - igiteranyo ni 2.
Grimace response or reflex irritability in response to a mild pinch. If there is no reaction-score is 0. If there is grimacing-score is 1. If there is grimacing and a cough, sneeze, or vigorous cry-score is 2.	Igisubizo cy'incamugongo (kibabaje) k'uwiyoroshya (witwara gipfura, utuje cyangwa nyamurangwa n'ubupfura). Iyo hatabayeho inkurikizi (igisubizo ku byavuzwe) - igiteranyo ni (kiba) 0. Iyo habayeho gushoberwa (inshoberamahanga), agahinda - igiteranyo kiba 1. Iyo bimushobeye akanakorora, agatsicyimba cyangwa gusuka amarira (n'ikiniga) - igiteranyo ni 2.
Skin color: If the color is pale blue-score is 0. If the body is pink and the extremities blue-score 1. If the entire body is pink-score is 2.	Ibara ry'uruhu: Iyo ibara ari iroza ku musatsi n'amaso y'ubururu - igiteranyo kiba 0. Iyo umubiri usa n'iroza n'impera (z'ibice bimwe na bimwe by'umubiri. Urugero: inzara, amano, amazuru,…) z'ubururu - igiteranyo ni 1. Iyo umubiri wose usa n'iroza - igiteranyo kiba (ni) 2.

English	Kinyarwanda
Apgar, 5 minutes	APGAR
Fontanelle	uruhorihori
circumcision?	warakebwe (urakebye?)
genital herpes?	tumenyenyere
testicular exam	amabya
hemorrhoids,nodules, prostate on rectal exam	Indwara yo kuzana amagara
"I want to check your rectum for hemorrhoids; bend over please."	"Ndashaka gusuzuma mu kibuno ihine, mushobora."
guiaiac:positive or negative	wituma amaraso
N1 Olfactory: coffee, peppermint? "Close your eyes and tell me what you smell."	"Funga amaso yawe umbwire icyo wumva (impumuro)?"
N2 Optic: snellen, confrontation. "Follow my finger with your eyes, without moving your head."	"Neba ukomeze ukurikire uru rotaki."
N3,4,6 Oculomotor, Trochlear, Abducens. EOM's "Follow my finger."	"Neba ukomeze ukurikire uru rotaki."
N5 Trigeminal "Clench your jaw." "Move your jaw back and forth."	"A fatanya urwasaya." "Nyeganyiza inzasaya mu mpande zose."
Ophthalmic branch: forehead, Maxillary branch: cheek, Mandibular branch: chin, "Do you feel this?"	"Urumva iki ntu kigukozeho?"
N7 Facial: "Raise your eyebrows."	"Zamura ibitsike."

English	Kinyarwanda
"Close your eyes tightly, smile big."	"Funga amaso, humiriza cyane, unyereke amenyo yose."
N8 Acoustic: whisper, Rinne "Can you hear me talking? Try to repeat what I say."	"Uri kumva iki? Subiramo ibyo mvuze."
"Tell me when you can't feel the vibration."	"Uri kumva uru rusaku."
N9 Glossopharyngeal: swallow (hoarsenss?) "Swallow now."	"Mira nonaha."
N10 Vagus: swallow, soft palate, gag reflex "Stick out your tongue please."	"Nyereko ururimi, mushobora."
N11 Spinal accessory nerve: "Turn your head to the right, now to the left. Shrug your shoulders."	"Hindukiza umutwe, zamura intugu."
N12 Hypoglossal: tongue midline	"Nyereko ururimi."
Glasgow coma score	
Opens eyes to: spontaneous (4), to speech (3), to pain (2), none (1)	fungura amaso
Best motor: "Hold up two fingers" obeys commands (6), localizes (5), withdraws (4), abnormal flexion (3), abnormal extension (2), none (1)	Nyereka intoki ebyiri (zamura intoki ebyiri).
Best verbal: oriented (5), confused (4), inappropriate (3), garbled (2), none (1)	Ese uzi aho uri?

English	Kinyarwanda
Motor function	
biceps brachii, elbow flexion "pull your arm up"	"Tsindagira ukuboko ukuryegereza."
wrist extensors "bend your wrist up"	"Gira ikiganza gutya."
triceps brachii, elbow extension "straighten your arm out"	"Rambura ukuboko."
finger flexors, distal phalanx middle finger "bend the tip of this finger"	"Gira ikiganza gutya."
finger abduction, little finger "hold the small finger tightly. (Don't let me squeeze your fingers together.)"	"Komeza urutoki ntu nuhinye."
iliopsoas, hip flexors "move your knee to your chest"	"Zamura ivi ryawe uryenekezo ku gituza."
quadriceps, knee extensors "straighten your leg out"	"Rambura ukugura."
tibialis anterior, ankle dorsiflexors "pull your foot up"	"Zamura ikirenge."
extensor hallucis longus, long toe extension "raise your toe up"	"Zamura igikumwe cy'ino."
gastrocnemius, ankle plantar flexors "push your foot down"	"Tsendagira ikirenge."
Sensation "say 'yes' if you can feel this"	"Vuga 'yego' iyo urikumva."

English	Kinyarwanda
"I will touch you with this. Now, shut your eyes. Say: sharp... or ... dull?"	"Noneho, Funga amaso yawe. vuga: kujomba...; gubazaho?"
C-4 (top of acromioclavicular joint)	urutugu
C-5 (lateral side of antecubital fossa)	inkokora
C-6 (thumb)	igikumwe
C-7 (middle finger)	musumbazose
C-8 (little finger)	agahera
T-4 (nipple line)	hafi na mabere
T-10 (umbilicus)	umukondo
L-2 (mid-anterior thigh)	ikibero
L-3 (medial femoral condyle)	ivi (imbere)
L-4 (medial malleolus)	agatsinshino
L-5 (dorsum of the foot, at third MTP joint)	ikirenge
S-1 (Lateral heel)	agatsinsino
S-2 (popliteal fossa of the knee, in the midline)	ivi (inyuma)
S-3 (ischial tuberosity)	itako
S4-5 (perianal area)	innyo
Reflexes	
"I must gently hit you here (to test your reflexes)."	"Ngomba kugukubita hano buboro buhoro (kugirango shobore kumenya inturuganya yawe; uko umubiri witwara bitateganijwe bitewe n'imbarutso runaka)."

English	Kinyarwanda
triceps right and left (back part of upper arm)	ikizigera (inyuma), iburyo & ibumoso
biceps, right and left (front part of upper arm)	ikizigera (imbere), iburyo & ibumoso
brachioradial, right and left	ubujana, iburyo & ibumoso
patella, right and left	ingasire, iburyo & ibumoso
ankle, right and left	akagombambari, iburyo & ibumoso
babinski, right and left (great toe extension= positive)	ino rinini
Tandem walk: "Walk like this, one foot in front of other." (Or, say walk like this and demonstrate.)	"Tera imtambwe iki renge ku kindi." (Genda gutya.)
Heel walk and toe walk: "Walk on your heels, now on toes."	"Gendera ku bitsinsino, gendera ku mano."
romberg "Stand up, hold your arms out, close your eyes."	"Haguruka, rambura amaboko imbere yane, funga amaso (sinzira)"
rapid alternating movement (2nd finger, thumb) "Do this, fast".	"Kora gutya vuba vuba."
heel-shin "Move your right heel from your left knee to the ankle with your eyes shut."	"Shyira agatsinshino ku ivi ukamanure ku kuguru ugere ku kirenge."
finger nose finger "Touch my finger with your finger then touch your nose."	"Kurutoki rwanjye wongere ukore ku zuru nyawe."

English	Kinyarwanda
stereognosis (key, pencil, cup) "Close your eyes; what is this in your hand?"	"Funga amaso, urumva iki muki ganza."
graphesthesia (draw #3 in hand) "Close your eyes, what is the number written in your hand?"	"Funga amaso, muwuhe mubare wanditse mu biganzo byawe?"
point localization: "Close your eyes, tell me what part of your body is being touched."	"Funga amaso, ni kihe gice cy'umubiri wawe nkoze ho."
two point discrimination: "Do you feel one or two points of contact?"	"Wumva kamwe cyangwa tubiri tugukozeho?"
SLUMS Examination to check for dementia: Saint Louis University Mental Status Examination	
What day of the week is it? (1)	Ni uwuhe munsi w'icyumweru?
What is the year? (1)	Ni uwuhe mwaka?
What district are we in? (1) (Nyamasheke)	Turi mu kahe karere? (Nyamasheke)
Please remember these five objects. I will ask you what they are later. Banana Pen Hat House Car	Ibuka bino bintu bitanu. Nzakubaza ibyo aribyo nyuma. Igitoki Ikaramu Ingofero Inzu Imodoka

English	Kinyarwanda
You have 5000Rwf and you go to the store and buy a bananas for 500Rwf and a bicycle for 1000Rwf. How much did you spend? (1) How much do you have left? (2)	Umfite amafaranga ibihumbi bitanu (5000frw) ujye mu iduka ugure ibitoki ku mafaranga magana atanu (500frw) n'igare ku mafaranga igihumbi (1000frw). Wakoresheje amafaranga angahe? Wasigaranye amafaranga angahe?
Please name as many animals as you can in one minute. (0) 0-4 animals, (1) 5-9 animals, (2) 10-14 animals, (3) 15+ animals	Vuga amazina y'inyamaswa uko ushoboye mu munota umwe. (0) 0-4 inyamaswa, (1) 5-9 inyamaswa, (2) 10-14 inyamaswa, (3) 15+ inyamaswa
What were the five objects I asked you to remember? Banana Pen Hat House Car. One point for each correct answer.	Ni ibihe bintu bitanu nakubajije byo kwibuka? Igitoki Ikaramu Ingofero Inzu Imodoka. Erekana buri ryose ririryo.
I am going to give you a series of numbers and I would like you to give them to me backwards. For example, if I say 42, you say 24. (0) 87, (1) 649, (2) 8537	Ngiye kuguhereza urutonde rw'imibare nkaba nifuza ko uribuyime uhereye inyuma. Urugero, Niba mvuze 42, uvuge 24. (0) 87, (1) 649, (2) 8537
This is a clock face. Please put in the hour markers and the time at ten minutes to eleven o'clock. (2) Hour markers correct? (2) Time correct?	Iyi ni isaha. Shyira ishinge z'amasaha n'iminota kuri saa tanu zibura iminota icumi. (saa yine na mirongo itanu; 10h50'). Izerekana amasaha ni nzima? Igihe nicyo? (isaha ni yo?)

48

English	Kinyarwanda
Place an X in the triangle. □△◇, (1) Which of the figures is the largest? (1)	Shyira akamenyetso ko gukuba muri mpandeshatu. Ni ikihe kinini muri ibi bishushanyo?
I am going to read you a story. Please listen carefully because afterwards, I'm going to ask you some questions about it. Seraphine was a very successful seamstress. She made a lot of money making clothes. She then met Martin, a devastatingly handsome man. She married him and had three children. They lived in Butare. She then stopped work and stayed at home to bring up her children. When they were teenagers, she went back to work. She and Martin lived happily ever after.	Ngiye kugusomera inkuru. Gerageza gukurikira witonze kubera ko nyuma yaho, ndakubaza ibibazo bimwe na bimwe kuri yo. Seraphine yari umudozi (w'imyenda) w'ikitegererezo. Yabonye amafaranga menshi mu gukora imyenda. Yaje guhura na Martin, umuhungu mwiza (ihoho) ubabaza. Ashyingiranwa nawe babyarana abana batatu. Babaga i Butare. Noneho aza guhagarika gukora aguma mu rugo kugirango yite ku bana be. Mu gihe bari bamaze kuba ingimbi (abangavu), yasubiye ku kazi. We na Martin babayeho mu byishimo bihoraho nyuma.
What was the female's name? (2)	Izina ry'umugore ryari irihe?
What work did she do? (2)	Ni uwuhe murimo yakoraga?
When did she go back to work? (2)	Yasubiye ku kazi ryari? (umuntu w'igitsina gore)
What Province did she live in? (2)	Ni ayahe mahirwe yabanaga nayo?

English	Kinyarwanda
Add total score, with high school education: 27-30 normal, 21-26 mild cognitive disorder, 1-20 dementia. Without high school education: 25-30 normal, 20-24 mild cognitive disorder, 1-19 dementia.	

Joint exams

English	Kinyarwanda
Shoulder test for impingement. Apley scratch test: Use your right hand to touch the left scapula by reaching over the left clavicle. Next, use your right hand to touch the right scapula. Thirdly, move your right thumb to the middle of your back between the scapulae. **"Move your arm like I do"**	**"Koresha ukuboko kwawe uko ndikubigenza."**
Shoulder test for impingement. Neers test: Place one hand on the patient's scapula, grasp their forearm with your other hand (their thumb should be facing down). Slowly forward flex the arm. **"I am going to raise your arm."**	**"Ngiye kuzamura ukuboko kwawe."**
Supraspinatus isometric test: the patient holds their arm at 20 degrees abduction and the examiner attempts adduction. **"Hold your arm like this and try to raise it."**	**"Zamura ukuboko kwawe gutya ugerageze no kukumanura."**
Supraspinatus function. Painful arc sign: **"I am going to raise your arm, let me know when you have pain."**	**"Ngiye kuzamura ukuboko kwawe, umbwire mu gihe bikubabaza."**

English	Kinyarwanda
Supraspinatus function. Drop arm test: raise the arm to 180 degrees abduction then instruct the patient: **"Slowly lower your arm to your side".** If the arm falls quickly the test is positive.	**"Buhoro buhoro manura akaboko kawe ukiyegereza."**
Supraspinatus function. Jobe's or empty can test: hold the arm straight at the elbow at 90 degrees abduction, 30 degrees forward flexion and internally rotate the shoulder. Hand the patient a cup and instruct: **"Turn this cup upside down."** Pain during this motion is a positive sign.	**"Ubura kino gikombe."**
External rotation test for infraspinatus impingement. Have the patient abduct the shoulders 30 degrees, flex at the elbow 90 degrees. Hold the outside of the forearm and direct them to **"Push outward."**	**"Sunika ujyana inyuma (hanze)."**
Subscapularis;Push off test: have the patient put their arm behind their back with the palm facing outward and push against the examiner's hand. **"Move your hand like this and push against my hand."**	**"Twara ikiganza cyawe gutya ugisunike werekeje ku cyanjye."**
Tinel test for ulnar nerve entrapment: tap over the ulnar groove and ask **"Do you have pain or numbness. If so, where?"** (Pain and numbess at 4th, 5th fingers indicates a positive test.)	**"Wumva ububabare n'uburyaryate ? Hehe?"**
Phalen maneuver for carpal tunnel syndrome: hold the wrist in forced flexion. Pain is a positive indication. **"Where do you have pain when I do this?"**	**"Ni hehe ugira ububabare iyo ngukozeho hano?"**

English	Kinyarwanda
Finkelstein test for de Quervain's tenosynovitis. Have the patient cover the thumb with their fingers of the same hand. Deviate the wrist towards the ulna. Pain is indicative of tenosynovitis. **"Hold your hand like this. Does this hurt?"**	**"Zamura ukuboko kwawe gutya. Bino birakubabaza ?"**
Scaphoid compression test The thumb is held and pushed toward the scaphoid. Pain indicates a possible scaphoid fracture. **"Tell me if you feel pain."**	**"Mbwira niba wumva ububabare."**
Hip assessment. Perform internal and external rotation of the hip and ask, **"Does this hurt?"**	**"Bino birakubabaza ?"**
Patrick test for hip or sacroiliac pathology: examiner flexes, abducts, externally rotates and extends the leg so that the ankle of that leg is on top of the opposite knee. **"I am going to move your leg, does this hurt?"**	**"Ngiye kunyeganyeza ukuboko ukuguru kwawe; bino birakubabaza ?"**
Piriformis test Patient is in lateral decubitus position with hip flexed at 60 degrees and knee at full extension. Examiner places a hand on the patient's shoulder and exerts mild pressure on the flexed leg at the knee. A positive test is noted by radicular pain caused by impingement of the sciatic nerve by the tight piriformis muscle. **"Lay on your side."**	**"Ryamira urubavu rwawe."**

English	Kinyarwanda
Ely's test to assess rectus femoris flexibility. Patient lays prone with legs fully extended. Examiner passively flexes the knee to full ROM. If the ipsilateral hip rises it is suggestive of a tight rectus femoris muscle. **"Lay on your abdomen."**	"Ryamira inda yawe (ubika inda)."
Fulcrum test Patient is seated on a table with legs dangling. Examiner places their forearm under the thigh for use as a fulcrum. Pressure is applied with the other hand over the knee and up the femur. Pain elicited may indicate a stress fracture. **"Sit on the edge of the bed."**	"Icara ku mpande z'igitanda."
Straight leg raise "Lay down, I am going to lift your leg, let me know where you feel pain."	"Ryama hasi. Ngiye kuzamura ukuguru kwawe, umbwire aho wumva ububabare."
Sensation of anterolateral thigh to assess for meralgia paresthetica; "I am going to touch you with this cotton ball, let me know when you feel it."	"Ngiye kugukoraho na kano gati k'ipamba; umbwire nukumva."
Knee collateral ligament assessment. valgus stress for medial instability. **"Lay down. I am going to check your knee."** Place one hand on lateral thigh while the other hand is used to apply outward pressure on the calf.	"Ryama hasi; ngiye gusuzuma ivi ryawe."

English	Kinyarwanda
Knee collateral ligament assessment. varus stress for lateral instability "Lay down. I am going to check your knee." Place one hand on the medial thigh while the other hand is used to apply inward pressure on the calf.	"Ryama hasi; ngiye gusuzuma ivi ryawe."
Lachman's test for anterior cruciate ligament injury (ACL) "Lay down, bend your knee." Place the knee at 30 degrees flexion, stabilize the the femur with one hand while pulling the proximal tibia anteriorly. Laxity indicates ACL injury.	"Ryama hasi; hina ivi ryawe."
Pivot shift test for ACL injury. "Lay down." With the knee in full extension the examiner rotattes the tibia and applies valgus stress then flexes the knee. If acl injury is present a "clunk" sound will be heard.	"Ryama hasi. "
Anterior drawer for ACL injury. **"Lay down and bend your knee."** to 90 degrees. The examiner hold the proximal tibia with both hands, sits on the patient's foot and pulls the tibia anteriorly to look for laxity.	"Ryama hasi; hina ivi ryawe."
Posterior drawer test for posterior cruciate ligament injury (PCL) Patient is supine with the hips flexed at 45 degrees and knees at 90 degrees, Examiner sits on the patient's feet, grasps the tibia with both hands and applies backward pressure. Laxity is a sign of a torn posterior cruciate ligament. **"Lay on your back and bend your knee."**	"Ryama hasi; hina ivi ryawe."

English	Kinyarwanda

Thessaly test: for knee meniscal injury"Stand up. Bend your knee and then turn it like this." Patient should hold the examiner's hand, stand on one leg with the knee flexed at 20 degrees. THe pt then internally and externaly rotates their knees. Pain or locking is a positive test.

"Haguruka. hina ivi ryawe urihindure nka gutya."

Apley test for knee meniscal injury "Lay on your abdomen." With patient prone bend the knee to 90 degrees and apply downward pressure while internally and externally rotating the foot. Pain indicates a positive test.

"Ryamira inda yawe (ubika inda). Ngiye gusunika ku mavi yawe; umbwire niba wumva ububabare."

English	Kinyarwanda

Ottawa knee rules *X ray indicated if any of following are present: 1. age over 55 "What is your age?" 2. Tenderness of patella: "Do you have pain here?" 3. Tenderness of fibular head: "Do you have pain here." Inability to flex the knee to 90 degrees: "4. Bend your knee as much as possible." 5. Inability to transfer weight to each leg. "Stand on your right leg only, now on your left leg only."*

1. Imyaka yawe ini iyihe? 2. Umfite ububabare hano?3 Umfite ubababare hano? 4. Hinira amavi yawe kure hashoboka. 5. Hagarara ku kaguru kawe k'iburyo gusa; nanone hagarara ku kaguru kawe k'imoso gusa. Ushobora kugenda (gutembera). Ugira ububabare iyo nkoze hano.

Ottawa ankle rules, part 1. An ankle x ray is indicated if there is inability to bear weight in the ER or there is tenderness at the posterior edge or tip of the medial or lateral malleolus (distal 6cm). *"Can you walk? Do you have pain when I touch here?"*

Ushobora kugenda (gutembera). Ugira ububabare iyo nkoze hano.

English	Kinyarwanda
Ottawa ankle rules, part 2. A foot x ray is indicated if there is inability to bear weight in the ER or there is tenderness at the base of the 5th metatarsal or over the navicular bone. *"Can you walk? Do you have pain when I touch here?"*	*Ushobora kugenda (gutembera). Ugira ububabare iyo nkoze hano.*
Thompson test for achilles tendon rupture. The patient lays prone with their feet hanging over the end of the bed. The calf muscles are squeezed and if the Achilles tendon is ruptured there is no plantar flexion of the foot. *"Lay on your abdomen."*	*"Ryamira inda yawe (ubika inda). "*

Counseling

	English	Kinyarwanda
Pulmonary	You need to go for an x ray.	"Ugomba kujya kunyura muri radiographie."
Pulmonary	I have the result of your sputum.	"Ibaywe maze kubimenya."
Pulmonary	You have...	Ufite... (Mufite...)
Pulmonary	tuberculosis	igituntu
Pulmonary	pneumonia	umusonga
Pulmonary	Your lungs are...	"Ibihaha byawe birarwaye...
Pulmonary	one is affected, the other is healthy.	harawaye kimwe, ikindi ni kizima."
Pulmonary	Your child is working hard to breathe.	Umwana wawe ahumeka vuba nabe.
Pulmonary	Your child's lips and fingernails are blue.	Niba iminwa cyangwa inzara z'intoki z'umwana wawe ari ubururu.
Pulmonary	Your child is having retraction respirations.(the skin is pulled tight around the neck and ribs.)	Niba uruhu rw'ijosi ry'umwana wawe rufashe cyane.
Infectious disease	You are sick with malaria.	Urwaye marariya.

	English	**Kinyarwanda**
Infectious disease	You have typhoid fever.	Urwaye ibigatura.
Gastrointestinal	You have intestinal worms.	Urwaye inzoka.
Gastrointestinal	Your illness can be healed.	"Indwara yawe iravurwa."
Gastrointestinal	There is an ulcer in your stomach.	"Habi igisebe mu gifu."
Gastrointestinal	You have a tumor in your stomach.	Umfite icyibyimba mu gifu cyawe.
Gastrointestinal	You need to quit drinking beer completely.	"Ugomba gusiba rwose inzoga."
Surgery/Trauma	You need to have an operation today.	"Ugomba kwibagisha ubu nyine."
Surgery/Trauma	Do not eat or drink until after surgery.	Ntugire ibyo urya cyangwa unywa kugeza nyuma yaho uvira mu ibagiro (aho babagira kwa muganga).
Surgery/Trauma	You need to have this wound sewed up (sutured).	"Uzidodesha uru ruguma."
Surgery/Trauma	When did you last eat and drink?	"Uheruka kurya no kunywa ryari?"
Surgery/Trauma	You need to rest at the hospital a few days.	Ukeneye gusigara mu bitaro mu iminsi mike.
Pharmacy	I will give you medication.	Ndaguha umuti.

	English	Kinyarwanda
Pharmacy	This medication is for pain.	Ufate uyu muti mu uribwa.
Pharmacy	This medication is for infection.	Ufate uvu muti mu kiboze.
Pharmacy	I must put a suppository in your rectum.	Ngomba gushyira ikinini (umuti) gitoya mu nnyo yawe.
Pharmacy	Place drops in your affected ear.	Shyira ibitonyanga (by'umuti) mu gutwi kwawe kwamfashwe. (Kwagize uburwayi).
Pharmacy	Spray this in your nose.	Kandira, sakaza, tonyangiriza uyu (umuti) mu zuru ryawe.
Pharmacy	Inhale this by mouth (like this).	Injiza (cisha, nyuza) iki (ibi) unyujije mu kanwa (nka gutya).
Pharmacy	Insert the suppository into your vagina.	Shyira ikinini (akantu gatoya karimo umuti) mu gituba (ubukobwa, inda ibyara) cyawe.
Pharmacy	Place one (two) drop(drops) in this eye (both eyes).	shyira igitonyanga kimwe (bibiri) mu iri jisho (mu maso yombi).

	English	Kinyarwanda
Pharmacy	Rub this onto your skin daily.	Shyira, (gutsindagira) iki ku mubiri wawe buri munsi.
Pharmacy	You take this medicine two (one, three, four)times per day.	"Uzanywa uyu muti (rimwe, gatatu, kane) kabiri mu munsi."
Pharmacy	Do not stop this medication!	"Nti muhagarike iyi miti!"
Pharmacy	Take this medication only if you want to.	"Munywe uyu muti ni mu wushoka."
Pharmacy	Take this medication before eating.	"Murafata or muranywa uyu muti mbere yo kurya."
Pharmacy	Take this medication with food.	"Muranywa uyu muti mugihe cyo kuryo." (muri kurya)
Pharmacy	Take this medication after meals.	"Muranywa uyu muti nyuma yo kurya."
Pharmacy	Take this medication in the morning.	Ufate uyu muti mu gitondo.
Pharmacy	Take this medication at night.	Ufate uyu muti mu ijoro.
Pharmacy	Take this medication in case of pain.	Ufate uyu muti niwumva uribwa.

	English	Kinyarwanda
Pharmacy	Do not drink alcohol while taking this medication.	Ntumfate (ntunywe) ibinyobwa bimfite imisemburo mu gihe umfata iyi miti. (Inzoga-Oya!)
Pharmacy	This medication may change the color of your urine.	Iyi miti ishobora guhindura ibara ry'inkari zawe.
Pharmacy	Take this supplemental iron.	Ufate uyu inyongera ya feri.
Pharmacy	Eat these foods containing iron.	Kurya ibiribwa bifite feri.
Pharmacy	Take this supplemental iodine.	Ufate uyu inyongera ya iyodi.
Obstetrics	Congratulations, you are pregnant!	Nezerwa, uratwite!
Obstetrics	The baby is due on this date...	Umwana azavuka kuri iyi tariki...
Obstetrics	Contact your doctor if:1) you have contractions that are 30-70 seconds apart, occur regularly and are getting stronger. 2) you have low back pain that does not go away 3) Your water breaks. 4) You have a bloody mucous discharge or bloody show.	Hamagara muganga niba: 1) hari iyegerana hagati ya 30-70 cyangwa 2) ufite ubababare mu mugongo budashira 3) Amazi yawe arameneke. 4) Andika rero itariki bibereyeho . Ubona amaraso afashe cyane.

	English	Kinyarwanda
Obstetrics	The nurse is on her way.	Umuforomo/ umuforomakazi araje (ari mu nzira).
Obstetrics	She will help with the delivery.	"Agiye kukubyaza." Azamfasha mu kubyara (ivuka).
Obstetrics	You will need sugery to get the baby out.	Uzakenera kubagwa kugirango umwana aboneke.
Obstetrics	to give birth	kubyara
Obstetrics	to pass the placenta (afterbirth)	kubyara iya nyuma (ingobyi)
Neonatal	You had a boy!	Umfite umuhungu! (Wabyaye umuhungu!)
Neonatal	You had a girl!	Umfite umukobwa! (Wabyaye umukobwa!)
Neonatal	You had twins!	Umfite imanga (wabyaye impanga)
Neonatal	The baby is healthy. (The babies are healthy)	Umwana ameze neza ;amfite ubuzima bwiza. (Abana bameze neza; bamfite ubuzima bwiza.)
Neonatal	The baby is sick.	Umwana wawe ararwaye.
Neonatal	We need to help your baby.	Turashaka gufasha umwana wawe.

	English	Kinyarwanda
Neonatal	You can stay with the baby.	Ushobora gusigarana n'umwana wawe.
Neonatal	We need to warm the baby up.	Turashaka gushyushya umwana.
Neonatal	We need to put the baby under a special light (warming light or to treat neonatal jaundice).	Turashaka gushyira umwana mu cyuma cyabugenewe (kuvurisha urumuri) ngo ashyuhe.
Neonatal	We need to give the baby oxygen.	Turashaka guhungiza umwana.
Laboratory	I need a... 1) urine sample 2) stool sample 3) blood sample 4) sputum specimen.	"Ndashaka urugero 1) w'inkari 2) n'umusarani 3) urugero w'amaraso 4) n'urw'igikororwa."
Procedures	I need to put this tube in your nose.	"Ndinjiza umupira nu nazuru yawe."
Procedures	I need to put a tube in your bladder to drain the urine.	Nkeneye gushyira umuyobora (uruhombo) k'uruhago rwawe kugirango nyobore inkari.
Procedures	I must put a tube in your chest.	Ngomba gushyira uruhombo mu gatuza kawe.

	English	Kinyarwanda
Procedures	This tube will drain the air and fluid out of your chest.	Uru ruhombo ruzayobora umwuka n'ibitemba hanze y'igituza cyawe.
Procedures	I need to start an IV.	"Ndabanza serumu."
Procedures	I need to give you a shot 1) in the arm, 2) in the leg	"Ngomba kugutera uyashinge 1) ku makobo 2) kukaguru"
Procedures	I must give you blood because you have anemia.	Ngomba kuguha amaraso kuko umfite igabanuka ry'amaraso mu mubiri (irangwa cyane no kugwa agacuho no guhinduka kw'ibara ry'umubiri (uruhu) mu buryo budasanzwe).
Orthopedics	You have a broken leg.	Ufite maguru rye ryavunitse
Orthopedics	You have a broken ankle	Ufite akagombambari rye ryavunitse
Orthopedics	You have a broken arm.	Ufite ububoko rye ryavunitse
Orthopedics	You have a broken wrist.	Ufite ubujana rye ryavunitse
Orthopedics	I will place a cast.	Urashyirwaho sima.

	English	Kinyarwanda
Orthopedics	Do not remove the cast or get the cast wet.	Ntukureho ipamba cyangwa ngo urijabike (kurikonjesha).
Orthopedics	You have a sprain of ...	Umfite ikamuka (ihonyoka) rya...
Orthopedics	I must place a splint on your arm/leg.	Ngomba gushyira ikintu gishashe cyangwa kiringaniye (igitambaro cyangwa ikindi cyabugenewe) (kugirango amagufwa agume ahantu hamwe) ku kaboko/ ku kuguru kwawe.
Orthopedics	You may take off the splint to bathe but put it back on afterwards.	Ushobora gukuramo uwo mwambaro (igikoresho cyabugenewe mu gumfata amagufwa; mu gihe avurwa) kugira ngo ukarabe ariko ugusubizeho urangije.
Orthopedics	I must do surgery to place a metal plate with screws to help the bone heal.	Ngomba kukubaga kugirango shyire icyuma kirambuye kandi kigoronzoye mu gusana (kunga) amagufwa.

	English	**Kinyarwanda**
Pediatrics	Your child looks fine.	Umwana wawe ameze neza.
Pediatrics	Your child will be ill for quite a while.	Umwana wawe araza kurwara bidasubirwaho (nta gushidikanya) mu kanya.
Pediatrics	GIve the child small amounts of food every few hours.	Uhereze umwana wawe ibyo kurya bikeya kenshi mu masaha.
Pediatrics	Give your child this to drink every few hours.	Uhereze umwana wawe ibi byo kunywa kenshi mu masaha.
Pediatrics	It is ok to let your child sleep.	Ni byiza kureka umwana wawe agasinzira.
Pediatrics	Bring your child back to the clinic tomorrow (in a week, in a month).	Ejo uzagarure umwana ku ivuriro (mu cyumweru, mu kwezi).
General	Your condition is grave.	Umerewe nabi.
General	Your condition is not serious	Uko uri ntabwo bikanganye.
General	You will be better soon.	Uraza kuba neza (kumererwa neza).
General	Do not worry, your condition can be cured.	Wigira impungenge, uko umeze bishobora gukira.

Date, numbers, time

Subject	English	Kinyarwanda
month	January	Mutarama
month	February	Gashyantare
month	March	Weruwe
month	April	Mata
month	May	Gicurazi
month	June	Kamena
month	July	Nyakanga
month	August	Kanama
month	September	Nzeli
month	October	Ukwakira
month	November	Ugushyingo
month	December	Ukuboza
day of week	Sunday	ku cyumweru
day of week	Monday	kuwa mbere
day of week	Tuesday	kuwa kabili
day of week	Wednesday	kuwa gatatu
day of week	Thursday	kuwa kane
day of week	Friday	kuwa gatanu
day of week	Saturday	kuwa gatandatu
numbers	0 (zero)	zeru
numbers	1 one	rimwe
numbers	2 two	kabiri
numbers	3 three	gatatu
numbers	4 four	kane

Subject	English	Kinyarwanda
numbers	5 five	gatanu
numbers	6 six	gatandatu
numbers	7 seven	karindwi
numbers	8 eight	umunane
numbers	9 nine	icyenda
numbers	10 ten	icumi
numbers	11 eleven	cumi na rimwe
numbers	12 twelve	cumi na kabiri
numbers	13 thirteen	cumi na gatatu
numbers	14 fourteen	cumi na kane
numbers	15 fifteen	cumi na gatanu
numbers	16 sixteen	cumi na gatandatu
numbers	17 seventeen	cumi na karindwi
numbers	18 eighteen	cumi n'umunane
numbers	19 nineteen	cumi n'icyenda
numbers	20 twenty	makumyabiri
numbers	21 twenty-one	makumyabiri na rimwe
numbers	30 thirty	mirongo itatu
numbers	31 thirty-one	mirongo itatu na rimwe
numbers	40 forty	mirongo ine
numbers	50 fifty	mirongo itanu
numbers	60 sixty	mirongo itandatu
numbers	70 seventy	mirongo irindwi
numbers	71 seventy-one	mirongo irindwi na rimwe
numbers	72 seventy-two	mirongo irindwi na kabiri

Subject	English	Kinyarwanda
numbers	73 seventy-three	mirongo irindwi na gatatu
numbers	74 seventy-four	mirongo irindwi na kane
numbers	75 seventy-five	mirongo irindwi na gatanu
numbers	76 seventy-six	mirongo irindwi na gatandatu
numbers	77 seventy-seven	mirongo irindwi na karindwi
numbers	80 eighty	mirongo inani
numbers	81 eighty-one	mirongo inani na rimwe
numbers	82 eighty-two	mirongo inani na kabiri
numbers	90 ninety	mirongo icyenda
numbers	91 ninety-one	mirongo icyenda na rimwe
numbers	92 ninety-two	mirongo icyenda na kabiri
numbers	100 one hundred	ijana
numbers	200 two hundred	magana abili
numbers	300 three hundred	magana atatu
numbers	400 four hundred	magana ane
numbers	500 five hundred	magana atanu
numbers	600 six hundred	magana atandatu

Subject	English	Kinyarwanda
numbers	700 seven hundred	magana alindwi
numbers	800 eight hundred	magana inani
numbers	900 nine hundred	magana cyenda
numbers	1000 one thousand	igihumbi
numbers	1500 one thousand five hundred	igihumbi na magana atanu
numbers	2000 two thousand	ibihumbi bibiri
numbers	2500 two thousand five hundred	ibihumbi bibiri na magana atanu
numbers	5000 five thousand	imihumbi bitanu
time	When is the meeting?	Inama iraba ryari?
time	What time does your plane leave?	Indege yawe iragenda ryari?
time	At what time?	Ni ryari ni saha ki?
time	At 8p.m. (this evening)	Sambiri z'umugoroba.
time	At noon.	Sasita.
time	It is 9 a.m.	Satatu za mugitondo.
time	It is 2:30 p.m.	Samunani z'ijoro.
time	It is 7:15 a.m.	Samoya n'iminota umi n'itanu.

Subject	English	Kinyarwanda
time	It is 10:45 a.m.	Sayne n'iminota mirongo ine n'itanu.
time	today	none
time	tomorrow	ejo hazaza
time	yesterday	ejo hashize
time	soon	vuba
time	right now	nonaha
time	now	nonaha
time	morning	igitondo
time	afternoon	ni munsi
time	evening	umugoroba
time	night	ijoro
time	last week	icyumweru gishize
time	this week	iki cyumweru
time	next week	icyumweru gitaha
time	last year	umwaka ushize
time	this year	uyu mwaka
time	next year	umwaka utaha
time	one week	icumweru
time	two weeks	ibyumweru bibiri
time	one month	ukwezi
time	two months	amezi abiri
time	three months	amezi atatu
time	four months	amezi ane
time	five months	amezi atanu
time	six months	amezi atandatu

Body parts

location	English	Kinyarwanda
Heent	head	umutwe
Heent	hair	umusatsi
Heent	forehead	uruhanga
Heent	face	isura
Heent	eyes	amaso
Heent	pupil	imboni
Heent	eyebrow	igisike
Heent	eyelash; eyelid	urugohe; ikigohe
Heent	nose	izuru
Heent	ear	ugutwi
Heent	tongue	ururimi
Heent	teeth	amenyo
Heent	cheek	itama
Heent	lips	umunwa
Heent	throat	umuhogo
Heent	mouth	akanwa
Heent	chin	akananwa
Heent	mandible	ijigo
Heent	neck (anterior)	ijosi
Heent	epiglottis	akamironko
Heent	adam's apple	ingoto
Upper limbs	clavicle	umuseke w'ukuboko
Upper limbs	shoulder	urutugu
Upper limbs	axilla	ukwaha

location	English	Kinyarwanda
Upper limbs	humerus	umuseke w'urwano ikizigira
Upper limbs	upper arm	ikizigira
Upper limbs	elbow	inkokora
Upper limbs	lower arm	ukuboko
Upper limbs	wrist	ubujana
Upper limbs	hand	ikiganza
Upper limbs	thumb	igikumwe
Upper limbs	fingers	intoki
Upper limbs	5th finger	agahera
Upper limbs	4th finger	marere
Upper limbs	3rd finger	musumbazose
Upper limbs	2nd finger	mukubitarukoko
Upper limbs	knuckles	mu ngingo
Upper limbs	fingernail	urwara
Chest	lower back	umugongo
Chest	scapula	urukogoso
Chest	chest	igituza
Chest	heart	umutima
Chest	lung	igihaha
Chest	breast	ibere
Chest	nipple	imoko
Abdomen	abdomen	inda
Abdomen	liver	umwijima
Abdomen	stomach	igifu
Abdomen	gallbladder	agasaho
Abdomen	intestines, small	amaranda
Abdomen	colon	igitabazi
Abdomen	rectum	umwoyo

location	English	Kinyarwanda
Abdomen	spleen	urwagashya
Abdomen	kidney	impyiko
Abdomen	pancreas	ifuha
Abdomen	urinary bladder	uruhago nwienka ni
Abdomen	umbilicus	umukondo
Abdomen	umbilical cord	umukungwa; urureri
Abdomen	placenta	iya nyuma
Pelvis	buttock	itako
Pelvis	vagina	igituba
Pelvis	clitoris	rugongo
Pelvis	uterus	umura; nyababyeyi
Pelvis	fallopian tube	imiyoborantanga
Pelvis	ovary	igi (intanga ngore)
Pelvis	anus	innyo
Pelvis	penis	imboro
Pelvis	scrotum/testicles	ibinagana/amabya
Pelvis	seminal duct	imiyoborantanga
Lower limbs	femur/thigh	ikibero
Lower limbs	knee; patella	ivi; ingasire
Lower limbs	lower leg	ukuguru
Lower limbs	shin (tibia)	umurundi
Lower limbs	calf	inyana
Lower limbs	ankle	akagombambari
Lower limbs	achilles tendon	igitsi
Lower limbs	heel	agatsinsino
Lower limbs	foot	ikirenge
Lower limbs	big toe	ino rinini
Lower limbs	toe	ino
Lower limbs	toenail	urwara rw'ino

English-Kinyarwanda Glossary

English	Kinyarwanda
A lot	byinshe
abdomen	inda
abdominal swelling	umuhishwa
above	hejuru, hejuru ya
abscess	ikibyimba
accident	gisida, icyago, irango, ishyano
achilles tendon	igitsi
adam's apple	ingoto
adenoids	isazi
advise, to	kubwiriza
after	inyuma, hanyuma
again and again	hato na hato
age	ano, imyaka y'amvuka, urugero
age, middle	ubukwerere
age, old	ubukuru, zabukuru
aggressive	umurawanyi
albinos	inyemi
alcohol	gisindisha, inzoga
alert, to be	kuba maso
almost	hafi
also, again	kandi, ndetse, na
although	nubwo, naho
always	iteka, buzima
ambidextrous, to be	gutwalira intandi

English	Kinyarwanda
amebiasis	amibe
anal chancre	umuzimbwe
and	na, no, kandi
and now	none, noneho
and so	none, noneho, niko
angry, to be	gufumbereza, kurakara
anguish	akinjiro, impagarara
ankle	akagombambari
ankle	akagombambari
anus	innyo
anxiety	amaganya, impungenge, inkeke
anxious, to be	guhahalika
anxious, to be	guhangayika
anxious, to be	kudugarara
apart	ukwa
appearance	imisusire
apprehension	amakenga
arm {I burnt my arm.}	ukuboko {Mpiye ukuboko.}
armpit	ukwaha
arthritis	rubagimpande
articulation	ingingo
assault	igitero
asthma	asima, ubuhwemo
asthmatic	umunyasima
at the hospital	Ku bitaro
axilla	ukwaha
baby (newborn)	uruhinja
baby or child	umwana

English	Kinyarwanda
back (of a person)	umugongo
banana, beer	mazizi
become ill, to	kurwaza
beer	inzoga, ibyeri
before	mbere, imbere
below	hepfo, hepfo ya
beside	iruhande
better (after illness) to be	koroherwa
between	hagati ya
big toe	ino rinini
birth	ivuka
birth, to give {She gave birth recently.}	kubyara {Abyaye vuba.}
bite, to	kuruma, kuryana
bitter taste, to have	kugana
black	umukara
black (color)	igikara
bladder, urinary	uruhago nwienka ni
bleed, to {He has a bloody nose.}	kuva amaraso {Arava amaraso mu mazuru.}
blepharitis	inkobore
blind person	impumyi
blind, to become	guhuma, guhumagurika
blink, to	guhumbya
blood	amaraso, inkaba
blood vessel	umutsi
blue	bururu, bisa n'ijuru
blush, to	gutukura
body	umubiri

English	Kinyarwanda
boil (medical)	ikibyimba
bone	igufa
bone marrow	umusokoro
bottle	icupa, urusaro
bottom	hasi
bowel, large	igitabazi
boy	umuhungu
brain	ubwonko
break, to {He broke a glass.}	kumena {Yamenye ikirahuli.}
breast	ibere
breast milk	amashereka
breast-feed {She breast-fed her child.}	Konsa {Yagiye konsa umwana.}
breath	umwuka
breathe one's last	guhwera
breathe {Is your breathing good?}	guhumeka {Urahumeka neza?}
breathlessness	imhumu
bronchitis	gakonkwa
bronchitis	urwaye imiyoboro yo guhumeko
brush teeth, to	kwiyoza amenyo
burst, to	guturika
buttock	itako
buzzing in the ears	amajeli
calf	inyana
cancer	indwara indakira
capable, to be	guhuguka

English	Kinyarwanda
cardiomyopathy	indwara y'umutima
care for the sick, to	kurwaza
carefully	buhoro-buhoro
castrate, to	gukona
catch your breath, to	guhwema
center, in the	hagati
cervical spine	ku ijose
channel	umusingi
cheek	itama
chest	igituza
chest (body)	igituza
chew, to	guhekenya
chew, to	kumeca
chicken pox	indwara yandura itera ubushyuhe (intandara) bw'igihe gito n'amabara y'umutuku ku mubiri.
child of	mwene
child {She stayed with the child.}	umwana {Yasigaranye umwana.}
childhood	ubwana
chin	akananwa, akarevuro, akasakusaku
chlamydia	hamiro imitezi
choice	amahitamo
choke, to	kuniga
cholera	kolera
cigar	umuzinge
cigarette	umuti w'itabi

English	Kinyarwanda
cirrhosis	indwara y'umurjima
clavicle	umuseke w'ukuboko
clearly {Speak clearly.}	weruye (Vuga weruye.}
clench one's teeth	gukanyiliza
clitoris	rugongo
close, to	gufunga, gukinga
coccyx	akangamulizo, njonogo
cold in head	ibicurane
cold, to be {I am cold.}	gukonja {Ndakonje.}
colon	igitabazi
common	rusange
common cold	rwagakoco
complain continually, to	kuganyira
complain of a headache., To	Gutaka umutwe
complain, to	gutaka, kuganya
complaints	amaganya
completely	rwose, byimazeyo
conduct/behavior problems	uburara
confused	gushwara
consequence	ingaruka
console, to	guhumuriza
contradict	kuvuguruza
contribution	umusanzu
control, to	gutwara
contusion	umukirage
convalescence	umukiruko
cord of the tongue	intananya
corpse	umurambo
cotton	ipamba

English	Kinyarwanda
cough	inkorora
cough, chronic	gakonkwa
cough, to {She is coughing a lot.}	gukorora {Arakorora cyane.}
cracks (in the skin)	agakeka
cramp	ikinya
crash into, to	kugonga
crazy, to be	gusara
cripple	ikimuga, ikirema
cry, to {Why are you crying?}	kurira {Uralizwa n'iki?}
cure, to	gukiza
cut (wound)	uruguma
cut, to	gukata
cut, to be	gucibwa
cyanosis	kweruruka
daughter	umukobwa
dead	pfuye
dead-half	intere
deaf person {He is deaf.}	igipfamatwi {Yapfuye amatwi.}
death	urupfu
decide {Have you decided?}	kwemeza {Mwemeje iki?}
decision (final)	umwanzuro
deliver, to come time to (pregnant woman)	kuramukwa
demand, to	gusaba
depression	amajune
depression like problems	agahinda kenshi; kwiheba

English	Kinyarwanda
desire, to	gushaka, kwifuza
despair, to	kwiheba
diabetes	diyabeti
diaphragm	isapfu
diarrhea	uruhitwe
diarrhea, to have	guhitwa
die suddenly, to	kunanguka
die, to	gupfa, kwirengura
die, to be about to {He is gravely ill.}	kuremba {Yararembye.}
difficult., This is	Birakomeye!
diphtheria	indwara yandura byihuse (imfite uburemere) izana umuriro mwinshi (intandara) ikanatera guhumeka biruhanyije no kumira.
discuss, to	kuvugana
discussion	impali
disease	indwara
dislocate, to (one's joint)	gukuka
dizziness, to experience	kuzengerera
doctor (academic, medicine)	umuganga
dose of medication by enema	umwino
dream	inzozi
dream, to	kurota
drink a lot, to	kujabama
drink, to	kunywa, gusoma
drip urine, to	kunyareguzwa

English	Kinyarwanda
drown, to	kurohama
drug (narcotic)	ikiyobyabwenge
dying person	indembe
dysentery	amacinya
ear	ugutwi
easy. ,This is	Biroroshye!
eat, to {I am going to buy something to eat.}	kurya {Ngiye kwigulira ibyo kulya.}
ecchymosis	igipfupfuli
ectropion	umunyama
eczema	Imimerere y'uruhu aho ruba umutuku, rukomeye (rukakaye) biatuma ushaka kuhakanda.
effect	ingaruka
elbow	inkokora
elephantiasis of legs	imisozi
energy (strength)	imbaraga
epidemic	icyorezo
epigastric	akameme
epigastric hernia	ikirusu
epiglottis	akamironko
epilepsy	igicuri
epistaxis (nosebleed, to have a)	gukanuka
erection	umushyukwe
error	ifuti, ikosa
error, to make an	gucikanwa
esophageal reflux	ikirungurira

English	Kinyarwanda
everyday	iminsi yose
examine, to {We will examine it with attention.}	gusuzuma {Tuzabisuzuma twitonze.}
excrement	amalyi
exhausted, to be	gushira
exhaustion	umunaniro
exhume, to	kuzura
eye	ijisho
eye, something in the	ibitotsi
eyebrow	igisike
eyelash	urugohe
eyelid	ikigohe
eyes	amaso
face	isura
faint, to	kuraba
fall ill, to	kurwara
fallopian tube	imiyoborantanga
famine	inzara
fast, to	kwiyiriza ubusa, kwigomwa
fat, to be	kubyibuha
fatigue	umuruho
fatigue, extreme	guca intege
fatigued, to be {I am tired.}	kunanirwa {Ndarushye.}
fear	umususu
fear {I was scared.}	ubwoba {Nali mfite ubwoba.}
fear, to	gutinya, kugira ubwoba, kwishisha
fear, to have	guhanda, kuboba

English	Kinyarwanda
fee paid to witch doctor	ingemu
femur/thigh	ikibero
fever	ubuganga, umuriro
fever {He has a high fever.}	umuliro {Afite umuliro mwinshi cyane.}
finger	urutoki (sing.), intoki (pl.)
finger, 2nd	mukubitarukoko
finger, 3rd	musumbazose
finger, 4th	marere
finger, 5th	agahera
finger, index	mukubitarukoko
finger, little	agahera
finger, middle	musumbazose
finger, ring	marere
fingernail	urwara
fingernail	urwara
fingers	intoki
fist	igipfunsi
food	ibiryo
foot	ikirenge
forehead	uruhanga
forgetful {He is very forgetful.}	amazinda {Agira amazinda cyane.}
fracture	imvune
froth	ifuro
frown, to	gukambya
gallbladder	agasaho
gastritis	kurwara igifu
get up out of bed, to	kubyutsa

English	Kinyarwanda
girl	umukobwa
girl (teenage)	inkumi
give a treatment, to	kuvura
give birth, to	kwibaruka
glasses (eye)	amataratara, indorerwamo
glucose	isukari
go home, to	gutaha
go, to	kugenda (no place noted)
gonorrhea	uburagaza
gouge out an eye, to	kunogora
grab by the neck, to	kuniga
grave	imva
gravely ill, to be	kurwalika
grief	umubabaro, agahinda
groan	umwano
groan, to	gutaka, kuganya
groin	imisumbi
hair	umusatsi
hair (of human)	umusati
hand	ikiganza
hand tremor	gutitimira
have a fever, to	gushushirwa
have a prolapsed rectum, to	kuzana byose
have a stool (bowel movement), to	kunya
have abnormal menstruation, to (close together)	kwigimba
have menstruation	kuba mu maraso

English	Kinyarwanda
have skin lesion, to	kugosha
Have you eaten? (singular)	Wariye?
head	umutwe
headache	uburibwe bw'umutwe
headache, I have a.	Umutwe urandya
heal, to	gukira, gukiza, kuvura
health	ubuzima
health center	ivuriro
health, to be in good	-taraga (adj)
healthy {He is in good health.}	-zima (muzima) {Ni muzima.}
hear, to {Start again, I did not hear well.}	kumva {Subiramo sinumvise.}
heart	umutima
heart murmur	iyumvikana ry'amajwi adasanzwe mu mutima, rimwe na rimwe nk'ikimenyetso cy'imimerere (imikorere) mibi (amakemwa) yawo.
heart problems	ibibazo by'umutima-Indwara z'umutima
heat	ubushyuhe
heel	agatsinsino
help, to {They will help us repair the foundation.}	gufasha {Bazadufasha gusana ahalimbutse.}
hematuria	amaseke, ikiryaro, rukaka
hemorrhage	kura amaraso
hepatitis	kurwara umurjimo

English	Kinyarwanda
Here is my prescription for medicine.	Dore ibyategetwe na muganga wanjye.
herpes	igisekera
herpes simplex	tumenyereye
hiccup	isepfu
hip joint	inyonga
HIV/AIDS	VIH/SIDA
hospital	ibitaro
How long have you been ill?	Umaze igihe kingana iki urwaye?
how many times	kangahe
human cadaver	umupfu
humerus	umuseke w'urwano, ikizigira
hunger	inzara
hungry {I am hungry.}	umushonji {Ndashonje.}
husband	umugabo
hypertension	hypertension
hysterical	indwara y'unkundo
I am ill.	Ndarwaye
I am married.	Ndubatse
I am single.	Ndi ingaragu
I am tired.	Ndananiwe
I don't have ...	Simfite...
I don't know.	Simbizi
I don't understand.	Simbyumva
I need a nurse right away	Nkeneye umugango nonaha.
iliac bone	mujongo
iliopsoas	isohoro
ill, to be {I am ill.}	kurwara {Ndarwaye.}

English	Kinyarwanda
illness	indwara
impetigo	urukerera
improved (physically), to be	koroherwa
infant	uruhinja
infection	kiboze
inferior to	hanyuma ya
infirm person	ikimuga
injection	urushinge
injured person	inkomere
injured, to be	gukomereka
injury	igikomere
insect bite	kurumwa (kurwinga) n'agakoko (agasimba)
insomnia, suffer from	gutunaguza
intense thirst	inkungu-nyumu
internal medicine	indwara zo mu mubiri
intestines	amaranda
intestines, small	amaranda
intoxicated, to be	kujamatwa, kunywa
intoxicated, to be {He is drunk.}	gusinda {Yasinze.}
irritability/anger	umushiha
irritable bowel syndrome	indwara y'amara
isn't that so?	si byo?
itch	ubugengera, ubushahi
jaundice	umuhondo
jet of saliva from between the teeth	inyeli
joint (anatomy)	ihiniro, ingingo

English	Kinyarwanda
kidney	impyiko
knee	ivi
knee cap	ingasire
knee problem	umukuku
knuckles	mu ngingo
kwashiorkor	irungu
laboratory (blood drawing area)	Aho bafatira amaraso
laryngitis	akaniga
laryngitis, to have	guhogora
larynx	inkanka
lay down in bed, to	kuryama
lay face down, to	kubika inda
left	ibumoso
leg	ukuguru
leper	umubembe
leprosy	ibibembe
lip	umunwa
liquid stool	uruhitwe
live at, to {Where do you live?} [I live in Kibogora.]	gutura {Utuye he?} [Ntuye i Kibogora.]
liver	umwijima
lose a lot of weight, to	guhorota
lose one's temper momentarily, to	kurabukirwa
lose weight, to	kunanura
lower arm	ukuboko
lower back	umugongo
lower leg	ukuguru

English	Kinyarwanda
lumbago	kuribwa umugongo
lung	igihaha
machete	umuhoro, umupanga
mad, to become (crazy)	gusara
maggot	urunyo
malady	indwara
malaise	ubwabyi
malaria	ubuganga
male	igitsina-gabo
malnutrition	isuku nkeya
mandible	ijigo
Maternity	Ababyeyi
measles	iseru
medication	umuti, idagara
medicine, practice of	ubuvuzi
memory	urwibutso
meningitis	ubunihura, mugiga
menopause	guca imbyaro
menorrhea	umwivire
menstruation, to have	kuba mu mugongo
midwife	umubyaza
milk	amata
milk of goat	amahenehene
milk, breast	amashereka
moan continually, to	kuganyira
moaning	umuniho
mosquito	umubu
mouth	akanwa, akorezo
mouth odor	ubwaku

English	Kinyarwanda
mouth, to open	kwasama
mouthful	umumiro
Outpatient clinic	Aho basuzumira
mumps	ibingiriza
mumps, to have	kubingiriza
murderer	umwicanyi, umwishi
muscles of thigh	mberabero
muscular strength	ababoko
nausea	iseseme
nausea, to feel	kurungulirwa
nausea., To provoke	Gutera iseseme.
navel	umukondo
near	hafi
necessary, it is	birakwiriye
neck	ijosi
neck (anterior)	ijosi
need	ubukene
needle	urushinge
nipple	imoko
nose	izuru
nostril	izuru
nourished, well (big and fat)	umushishe
nourishment	ibiryo, igaburo
nurse (female)	umuforomakazi
nurse (male)	umuforoma
nurse, to (suckle)	konka
obese person	ikijojome
obese, to be	kujojoma

English	Kinyarwanda
old man	umusaza
old man, decrepit	umubore
old woman	umukecuru
old, to become	gusaza
open the eyes	gukanura
open the eyes widely, to	gukanantura
open the mouth, to	kwasama
operate (medical), to	kubaga
operating room	iseta
oral cavity	akanwa
orphan	imfubyi, impfubyi
osteoporosis	indwara yo koroha amagufwa
ovary	igi (intanga ngore)
pain	ububabare, umubabaro
pain, to cause (to hurt)	kubabaza
pain, to have	kuribwa, kubabara
palm of hand	ijanja, urushyi
palpate, to	gukabakaba
pancreas	ifuha
panic	ubwoba, igihunga
pant, to	gusamaguza
patella	ingasire
pediatric hospital	ibitaro by'abana
penis	imboro
period, to have (female)	kuba mu mugongo
person who drivels	umurondogozi
person with rough skin	rukujuju
perspiration	icyuya
perspire, to heavily	kubira

English	Kinyarwanda
pharmacy	foromasiyo; Aho batangiro imiti
phobia	ubwoba
physical deformity	inenge
pins and needles	ubushahi
placenta	ingobyi
placenta	iya nyuma
pneumonia	umusonga
poison	uburozi
poison, to	kwanduza
poisoning	amarozi
polio	imbasa
polyuria	iganga, kunyaragura
possible, to be {It is not possible.}	gushoboka {Ntibishoboka.}
possibly	ubanza
pregnancy	inda
pregnant {She is pregnant.}	gutwita {Aratwite.}
premature death	ubukenya
prolapse, to have a (vaginal or anal)	kumulika
pruritus	kwishinyagura
psoriasis	ise
psychological problems	inkomanga
public toilets	imisarani
punch	ikofe
pupil	imboni
pupil, (eye)	imboni
pus	amashyira

English	Kinyarwanda
pustule	uruheli
rabies	umiywyo, ubrakari
rage	ibisazi
rat	imbeba
rattle, (noise made before death)	guhorota
reach menopause, to	gucura
recover from grave illness	kuzura
rectum	umwoyo
recurrent fever	kimputu
retch, to	guhaga umutima
rib	urubavu
right	ibiryo
ringworm	indwara inzana utuziga tw'umutuku ku mubiri
rise, to (from a lying position)	kubyuka
rolled cigarette	ikigata
rough skin, to have	gukujura
sad, to appear	kwijima
sad, to be	kugira ishavu
sadness	agahihiro; umubabaro
sadness (She is not sad anymore.)	agahinda (Yshize agahinda.)
sadness that lasts a long time	akinjire
saliva	amacandwe
salivate, to	kumekwa
salmonella (poisoning)	gatiku

English	Kinyarwanda
salt	umunyu
scabies	ubuheri
scapula	urukogoso
scar	inkovu
scarlet fever	indwara y'abana yandura itera gufungana mu mihogo, kuzamuka k'ubushyuhe bw'umubiri (indandara, umuriro) n'amabara y'umutuku ku mubiri
scratch	igikaravu
scratch oneself, to	kwishima
scream, to	gusakuza
scrotum/testicles	ibinagana/amabya
scurvy (vitamin C deficiency)	indwara iterwa no kubura vitamini C mu mubiri
seminal duct	imiyoborantanga
sew, to	kudoda
sex (gender)	igitsina cy'abantu
sexually transmitted infections	ibyago (ibyorezo) bikwirakwizwa n'imibonano mpuzabitsina
shake, to	kuzunguza
shin (tibia)	umurundi
shiver	umushitsi
shiver, to (I shiver from the cold)	gutitira (Ndatitira kubera imbeho.)
shoulder	urutugu
shut, to	gufunga
shy	igihamuke

English	Kinyarwanda
sibling	umuvandimwe
sick person (I am going to see a patient.)	umurwayi (Ngiye kureba umurwayi.)
sick, to be (I have a headache.)	kurwara (Ndaye umutwe.)
sick, to care for the	kurwaza
sickness	indwara
side	uruhande
side, on this	hino
skeletal, to become	kunyunyuka
skin	uruhu; igikoba
sleep	ibitotsi
sleep, to (Did you sleep well?)	gusinzira (Waramukanye amahoro?)
smell, to	kunukiliza
smile, to	kumwenyura
smoke	umwotsi
smoke, to	kunyura itabi
snake (or worm)	inzoka
sneeze, to	kwitsamura
snore, to	guhilita
soap	isabune
soft, to be	koroha
sometimes	rimwe na rimwe
son	umuhungu
sore (ulcer)	igisebe
sore, to be	kubabara
sorrow (He committed suicide because of grief.)	agahinda (Yiyahuye, kubera agahinda.)

English	Kinyarwanda
sorrow (sympathy)	wihangane
sorrow, deep	amajune
sound	ijwi
sour taste	ubukarate
sour, to be	kubiha
space between the teeth	igihanga
speak indistinctly, to	kudedemanga
speak, to	kuvuga
spine	urutirigongo
spit	amacandwe
spit out, to	kuvundereza
spit, to	gucira amacandwe
spleen	urwagashya
sputum	igikororwa
squeeze, to	gukamura
squint, to	kureba imirali
stammer, to	kurevangwa
stammer, to	kugingimiranya
stand up, to	guhagarara
starving person	umuterahejuru
stethescope	igikululizo
stick, walking	inkoni
stiff neck	urukebu
stink, to	kunuka
stomach	igifu
stomach growling	rukimirana
stool (feces)	amabyi
straighten that which is bent, to	kugorora

English	Kinyarwanda
straighten, to	gushinga; gufutura
strenght, I do not have	Nta ntege mfite.
strength (He has a lot of strength.)	imbaraga (Afite imbaraga nyinshi.)
stretch out (arm), to	kurambura
stretcher	ingobyi
strike, to (hit)	gukubita
stroke (cerebrovascular accident)	indwara y'bwonko bita STROKE
strong, to be	gukomera
stubborness	igishinja
stung, to be(He was stung by a bee.)	kuribwa (Yaliwe n'uruyuki.)
stutter, to	kudedemanga
stutters, a person who	ikidedemange
suck, to	konka
suffer physically or emotionally	ububabare
suffer, to	kubabara
suffering from? What are you...	Ufashwe n'iki?
sugar	igisukari; isukari
sugar cane	igikaju
supper	amaraliro
Surgery service	Indwara zisaba kubagwa
swallow without chewing, to	kumira bunguli
swallow, to (Does it hurt when you swallow?)	kumira (Iyo umira urababara?)
sweat, to	kubira icyuya

English	Kinyarwanda
swell, to	gutumba
swell, to (It is swollen.)	kubyimba (Harabyimbye.)
swelling	umubyimbyi
syphilis	imburugu
syphilis	uburuga
syringe	urushinge
tablet (medication)	ikinini
take a step	gutera intambwe
take, to	gufata
talk	ikiganiro
talk, to	kuvuga
tall person	urwego
taste, to	gusogongera
tattoo	urumanzi
tea	icyayi
teach, to	kwigisha
teacher	umwarimu
teaching (lesson)	icyigisho
tears	amalira
teeth	amenyo
teeth, lacking	ikinyigishi
tell, to	kubwira
temporal mandibular joint	uruhekenyero
terrified, to be	gukuka umutima
testicle	ikireberebe
testicles	amalya
testicular swelling	igitende
thigh	ikibero
thinness	umunanuko

English	Kinyarwanda
thirst	inyota
thirst, excessive	urunyota
thirst, insatiable	inkuma
thirsty, to be	kugira inyota
thow, to	gutera
thrash around, to	kwigaragura
throat	umuhogo
thumb	igikumwe
thyroid disease	umwingo.
tibia	umurundi
tick (full of blood)	ikirondwe
tired, to be	kuruha
tired, to be (I was tired.)	kunanirwa (Nali ndushye.)
tobacco	itabi
today	none
toe	ino
toenail	urwara rw'ino
toilet	ubugonyi
tongue	ikinwa; ururimi
tongue	ururimi
tonsil abscess	ikibyimba (igishyute) cyo mu maraka
tonsillitis	gapfura
tooth	ilinono
tooth (I have a toothache.)	iryinya (Ndwaye amenyo.)
tooth, broken	ikijigu
trachea	igihogogo
treat, to (medical)	kuvura
treats illness, one who	umuvuzi

English	Kinyarwanda
trichomonas vaginalis	impishwa
tuberculosis	igituntu
tumor	ikibyimba
twin	impanga
typhoid	tifusi
typhoid fever	ibigatura
ulcer (wound)	igisebe; ibisebe
umbilical cord	umukungwa; urureri
umbilical hernia	iromba
umbilicus	umukondo
unconsious	intere
understand, to {Do you understand?} [I did not understand.]	kumva {Urabyumva.} [Sinabyumvise.]
upper arm	ikizigira
urinary bladder	uruhago nwienka ni
urinate frequently, to	kunyaragura
urinate, to	kunyara
urine	amaganga; inkali
usually	ubusanzwe
uterus	umura; nyababyeyi
vagina	igituba; umunyu w'imboro; inola ibyara
vertigo	isereli
very ill, to be	kuremba
vomit, to (I am vomiting worms.)	kuruka (Nduka inzoka.)
vulva	igituba; nkobwa
waist	urukenyerero

English	Kinyarwanda
wake up, to	gukangura
walk, to	kugenda
walk, to go for a	gutembera
walking stick	inkoni
warts	ishyundu
weak, to be (He has little strength.)	kugira intege nke (Afite intege nke.)
weapon	ikirwanisho; intwaro
weep, to (to cry)	kurira
weight	ireme; uburemere
weight, to gain	kubyibuha
weight, to lose	kunanuka
well, to get	gukira
whooping cough (pertussis)	inkorora , gukorora cyane
witch doctor	umupfumu
worm	inzoka
worries	amaganya
worry	inkeke
worry/anxiety	guhangayika
worsen, to	gusebuka
wound	igikomere
wounded, to be	gukomereka
wrist	ubujana
xyphoid process	mugabuzi
yawn, to	kwayura
yell, to (in pain or sorrow)	kuboroga

English	Kinyarwanda
yellow fever	indwara yandura ituma uruhu ruhinduka umuhondo ishobora kugira inkurikizi y'urupfu
zeal (He works with zeal.)	umwete (Agira umwete ku kazi.)

Kinyarwanda-English Glossary

Kinyarwanda	English
-taraga (adj)	health, to be in good
-zima (muzima) {Ni muzima.}	healthy {He is in good health.}
ababoko	muscular strength
agahera	finger, 5th
agahera	finger, little
agahihiro; umubabaro	sadness
agahinda (Yiyahuye, kubera agahinda.)	sorrow (He committed suicide because of grief.)
agahinda (Yshize agahinda.)	sadness (She is not sad anymore.)
agahinda kenshi; kwiheba	depression like problems
agakeka	cracks (in the skin)
agasaho	gallbladder
agatsinsino	heel
akagombambari	ankle
akameme	epigastric
akamironko	epiglottis
akananwa, akarevuro, akasakusaku	chin
akangamulizo, njonogo	coccyx
akaniga	laryngitis
akanwa	oral cavity
akanwa, akorezo	mouth
akinjire	sadness that lasts a long time

Kinyarwanda	English
akinjiro, impagarara	anguish
amabyi	stool (feces)
amacandwe	saliva
amacandwe	spit
amacinya	dysentery
amaganga; inkali	urine
amaganya	complaints
amaganya	worries
amaganya, impungenge, inkeke	anxiety
amahenehene	milk of goat
amahitamo	choice
amajeli	buzzing in the ears
amajune	depression
amajune	sorrow, deep
amakenga	apprehension
amalira	tears
amalya	testicles
amalyi	excrement
amaraliro	supper
amaranda	intestines
amaranda	intestines, small
amaraso, inkaba	blood
amarozi	poisoning
amaseke, ikiryaro, rukaka	hematuria
amashereka	breast milk
amashyira	pus
amaso	eyes
amata	milk

Kinyarwanda	English
amataratara, indorerwamo	glasses (eye)
amazinda {Agira amazinda cyane.}	forgetful {He is very forgetful.}
amenyo	teeth
amibe	amebiasis
ano, imyaka y'amvuka, urugero	age
asima, ubuhwemo	asthma
Birakomeye!	difficult., This is
birakwiriye	necessary, it is
Biroroshye!	easy. ,This is
buhoro-buhoro	carefully
bururu, bisa n'ijuru	blue
byinshe	A lot
diyabeti	diabetes
Dore ibyategetwe na muganga wanjye.	Here is my prescription for medicine.
foromasiyo	pharmacy
gakonkwa	bronchitis
gakonkwa	cough, chronic
gapfura	tonsillitis
gatiku	salmonella (poisoning)
gisida, icyago, irango, ishyano	accident
gisindisha, inzoga	alcohol
guca imbyaro	menopause
guca intege	fatigue, extreme
gucibwa	cut, to be
gucikanwa	error, to make an

Kinyarwanda	English
gucira amacandwe	spit, to
gucura	reach menopause, to
gufasha {Bazadufasha gusana ahalimbutse.}	help, to {They will help us repair the foundation.}
gufata	take, to
gufumbereza, kurakara	angry, to be
gufunga	shut, to
gufunga, gukinga	close, to
guhaga umutima	retch, to
guhagarara	stand up, to
guhahalika	anxious, to be
guhanda, kuboba	fear, to have
guhangayika	anxious, to be
guhangayika	worry/anxiety, to have
guhekenya	chew, to
guhilita	snore, to
guhitwa	diarrhea, to have
guhogora	laryngitis, to have
guhorota	lose a lot of weight, to
guhorota	rattle, (noise made before death)
guhuguka	capable, to be
guhuma, guhumagurika	blind, to become
guhumbya	blink, to
guhumeka {Urahumeka neza?}	breathe {Is your breathing good?}
guhumuriza	console, to
guhwema	catch your breath, to
guhwera	breathe one's last

Kinyarwanda	English
gukabakaba	palpate, to
gukambya	frown, to
gukamura	squeeze, to
gukanantura	open the eyes widely, to
gukangura	wake up, to
gukanuka	epistaxis (nosebleed, to have a)
gukanura	open the eyes
gukanyiliza	clench one's teeth
gukata	cut, to
gukira	well, to get
gukira, gukiza, kuvura	heal, to
gukiza	cure, to
gukomera	strong, to be
gukomereka	injured, to be
gukomereka	wounded, to be
gukona	castrate, to
gukonja {Ndakonje.}	cold, to be {I am cold.}
gukorora {Arakorora cyane.}	cough, to {She is coughing a lot.}
gukubita	strike, to (hit)
gukujura	rough skin, to have
gukuka	dislocate, to (one's joint)
gukuka umutima	terrified, to be
gupfa, kwirengura	die, to
gusaba	demand, to
gusakuza	scream, to
gusamaguza	pant, to
gusara	crazy, to be

Kinyarwanda	English
gusara	mad, to become (crazy)
gusaza	old, to become
gusebuka	worsen, to
gushaka, kwifuza	desire, to
gushinga; gufutura	straighten, to
gushira	exhausted, to be
gushoboka {Ntibishoboka.}	possible, to be {It is not possible.}
gushushirwa	have a fever, to
gushwara	confused
gusinda {Yasinze.}	intoxicated, to be {He is drunk.}
gusinzira (Waramukanye amahoro?)	sleep, to (Did you sleep well?)
gusogongera	taste, to
gusuzuma {Tuzabisuzuma twitonze.}	examine, to {We will examine it with attention.}
gutaha	go home, to
Gutaka umutwe	complain of a headache., To
gutaka, kuganya	complain, to
gutaka, kuganya	groan, to
gutembera	walk, to go for a
gutera	thow, to
gutera intambwe	take a step
Gutera iseseme.	nausea., To provoke
gutinya, kugira ubwoba, kwishisha	fear, to
gutitimira	hand tremor
gutitira (Ndatitira kubera imbeho.)	shiver, to (I shiver from the cold)

Kinyarwanda	English
gutukura	blush, to
gutumba	swell, to
gutunaguza	insomnia, suffer from
gutura {Utuye he?} [Ntuye i Kibogora.]	live at, to {Where do you live?} [I live in Kibogora.]
guturika	burst, to
gutwalira intandi	ambidextrous, to be
gutwara	control, to
gutwita {Aratwite.}	pregnant {She is pregnant.}
hafi	almost
hafi	near
hagati	center, in the
hagati ya	between
hamiro imitezi	chlamydia
hanyuma ya	inferior to
hasi	bottom
hato na hato	again and again
hejuru, hejuru ya	above
hepfo, hepfo ya	below
hino	side, on this
hypertension	hypertension
ibere	breast
ibibazo by'umutima-Indwara z'umutima	heart problems
ibibembe	leprosy
ibicurane	cold in head
ibigatura	typhoid fever
ibinagana/amabya	scrotum/testicles
ibingiriza	mumps

Kinyarwanda	English
ibiryo	food
ibiryo	right
ibiryo, igaburo	nourishment
ibisazi	rage
ibitaro	hospital
ibitotsi	eye, something in the
ibitotsi	sleep
ibumoso	left
ibyago (ibyorezo) bikwirakwizwa n'imibonano mpuzabitsina	sexually transmitted infections
icupa, urusaro	bottle
icyayi	tea
icyigisho	teaching (lesson)
icyorezo	epidemic
icyuya	perspiration
ifuha	pancreas
ifuro	froth
ifuti, ikosa	error
iganga, kunyaragura	polyuria
igi (intanga ngore)	ovary
igicuri	epilepsy
igifu	stomach
igihaha	lung
igihamuke	shy
igihanga	space between the teeth
igihogogo	trachea
igikaju	sugar cane
igikara	black (color)

Kinyarwanda	English
igikaravu	scratch
igikomere	injury
igikomere	wound
igikororwa	sputum
igikulilizo	stethescope
igikumwe	thumb
gipfamatwi {Yapfuye amatwi.}	deaf person {He is deaf.}
gipfunsi	fist
gipfupfuli	ecchymosis
gisebe	sore (ulcer)
gisebe; ibisebe	ulcer (wound)
gisekera	herpes
gishinja	stubborness
gisike	eyebrow
gisukari; isukari	sugar
gitabazi	bowel, large
gitabazi	colon
gitende	testicular swelling
gitero	assault
gitsi	achilles tendon
gitsina cy'abantu	sex (gender)
gitsina-gabo	male
gituba; nkobwa	vulva
gituba; umunyu w'imboro; nola ibyara	vagina
gituntu	tuberculosis
gituza	chest
gituza	chest (body)

Kinyarwanda	English
igufa	bone
ihiniro, ingingo	joint (anatomy)
ijanja, urushyi	palm of hand
ijigo	mandible
ijisho	eye
ijosi	neck (anterior)
ijwi	sound
ikibero	femur/thigh
ikibero	thigh
ikibyimba	abscess
ikibyimba	boil (medical)
ikibyimba	tumor
ikibyimba (igishyute) cyo mu maraka	tonsil abscess
ikidedemange	stutters, a person who
ikiganiro	talk
ikiganza	hand
ikigata	rolled cigarette
ikigohe	eyelid
ikijigu	tooth, broken
ikijojome	obese person
ikimuga	infirm person
ikimuga, ikirema	cripple
ikinini	tablet (medication)
ikinwa; ururimi	tongue
ikinya	cramp
ikinyigishi	teeth, lacking
ikireberebe	testicle
ikirenge	foot

Kinyarwanda	English
ikirondwe	tick (full of blood)
ikirungurira	esophageal reflux
ikirusu	epigastric hernia
ikirwanisho; intwaro	weapon
ikiyobyabwenge	drug (narcotic)
ikizigira	upper arm
ikofe	punch
ilinono	tooth
imbaraga	energy (strength)
imbaraga (Afite imbaraga nyinshi.)	strength (He has a lot of strength.)
imbasa	polio
imbeba	rat
imboni	pupil, (eye)
imboro	penis
imburugu	syphilis
imfubyi, impfubyi	orphan
imhumu	breathlessness
imimerere y'uruhu aho ruba umutuku, rukomeye (rukakaye) biatuma ushaka kuhakanda.	eczema
minsi yose	everyday
misozi	elephantiasis of legs
misumbi	groin
misusire	appearance
miyoborantanga	fallopian tube
miyoborantanga	seminal duct
moko	nipple

Kinyarwanda	English
impali	discussion
impanga	twin
impishwa	trichomonas vaginalis
impumyi	blind person
impyiko	kidney
imva	grave
imvune	fracture
inda	abdomen
inda	pregnancy
indembe	dying person
indwara	disease
indwara	illness
indwara	malady
indwara	sickness
indwara indakira	cancer
indwara inzana utuziga tw'umutuku ku mubiri	ringworm
indwara iterwa no kubura vitamini C mu mubiri	scurvy (vitamin C deficiency)
indwara yandura byihuse (imfite uburemere) izana umuriro mwinshi (intandara) ikanatera guhumeka biruhanyije no kumira.	diphtheria
indwara yandura itera ubushyuhe (intandara) bw'igihe gito n'amabara y'umutuku ku mubiri.	chicken pox

Kinyarwanda	English
indwara yandura ituma uruhu ruhinduka umuhondo ishobora kugira inkurikizi y'urupfu	yellow fever
indwara yo koroha amagufwa	osteoporosis
indwara y'abana yandura itera gufungana mu mihogo, kuzamuka k'ubushyuhe bw'umubiri (indandara, umuriro) n'amabara y'umutuku ku mubiri	scarlet fever
indwara y'amara	irritable bowel syndrome
indwara y'bwonko bita STROKE	stroke (cerebrovascular accident)
indwara y'umurjima	cirrhosis
indwara y'umutima	cardiomyopathy
indwara y'unkundo	hysterical
inenge	physical deformity
ingaruka	consequence
ingaruka	effect
ingasire	knee cap
ingasire	patella
ngemu	fee paid to witch doctor
ngingo	articulation
ngobyi	placenta
ngobyi	stretcher
ngoto	adam's apple
nkanka	larynx
nkeke	worry

Kinyarwanda	English
inkobore	blepharitis
inkokora	elbow
inkomanga	psychological problems
inkomere	injured person
inkoni	walking stick
inkorora	cough
inkorora , gukorora cyane	whooping cough (pertussis)
inkovu	scar
inkuma	thirst, insatiable
inkumi	girl (teenage)
inkungu-nyumu	intense thirst
innyo	anus
ino	toe
ino rinini	big toe
intananya	cord of the tongue
intere	dead-half
intere	unconsious
intoki	fingers
inyana	calf
inyeli	jet of saliva from between the teeth
inyemi	albinos
inyonga	hip joint
inyota	thirst
inyuma, hanyuma	after
inzara	famine
inzara	hunger
inzoga, ibyeri	beer
inzoka	snake (or worm)

Kinyarwanda	English
inzoka	worm
inzozi	dream
ipamba	cotton
ireme; uburemere	weight
iromba	umbilical hernia
iruhande	beside
irungu	kwashiorkor
iryinya (Ndwaye amenyo.)	tooth (I have a toothache.)
isabune	soap
isapfu	diaphragm
isazi	adenoids
se	psoriasis
sepfu	hiccup
sereli	vertigo
seru	measles
seseme	nausea
seta	operating room
shyundu	warts
sohoro	iliopsoas
sukari	glucose
suku nkeya	malnutrition
sura	face
tabi	tobacco
tako	buttock
tama	cheek
teka, buzima	always
vi	knee
vuka	birth
vuriro	health center

Kinyarwanda	English
iya nyuma	placenta
iyumvikana ry'amajwi adasanzwe mu mutima, rimwe na rimwe nk'ikimenyetso cy'imimerere (imikorere) mibi (amakemwa) yawo.	heart murmur
izuru	nose
izuru	nostril
kandi, ndetse, na	also, again
kangahe	how many times
kiboze	infection
kimputu	recurrent fever
kolera	cholera
konka	nurse, to (suckle)
konka	suck, to
Konsa {Yagiye konsa umwana.}	breast-feed {She breast-fed her child.}
koroha	soft, to be
koroherwa	better (after illness) to be
koroherwa	improved (physically), to be
Ku bitaro	at the hospital
ku ijose	cervical spine
kuba maso	alert, to be
kuba mu maraso	have menstruation
kuba mu mugongo	menstruation, to have
kuba mu mugongo	period, to have (female)
kubabara	sore, to be
kubabara	suffer, to
kubabaza	pain, to cause (to hurt)

Kinyarwanda	English
kubaga	operate (medical), to
kubiha	sour, to be
kubika inda	lay face down, to
kubingiriza	mumps, to have
kubira	perspire, to heavily
kubira icyuya	sweat, to
kuboroga	yell, to (in pain or sorrow)
kubwira	tell, to
kubwiriza	advise, to
kubyara {Abyaye vuba.}	birth, to give {She gave birth recently.}
kubyibuha	fat, to be
kubyibuha	weight, to gain
kubyimba (Harabyimbye.)	swell, to (It is swollen.)
kubyuka	rise, to (from a lying position)
kubyutsa	get up out of bed, to
kudedemanga	speak indistinctly, to
kudedemanga	stutter, to
kudoda	sew, to
kudugarara	anxious, to be
kugana	bitter taste, to have
kuganyira	complain continually, to
kuganyira	moan continually, to
kugenda	walk, to
kugenda (no place noted)	go, to
kugingimiranya	stammer, to
kugira intege nke (Afite intege nke.)	weak, to be (He has little strength.)

Kinyarwanda	English
kugira inyota	thirsty, to be
kugira ishavu	sad, to be
kugonga	crash into, to
kugorora	straighten that which is bent, to
kugosha	have skin lesion, to
kujabama	drink a lot, to
kujamatwa, kunywa	intoxicated, to be
kujojoma	obese, to be
kumeca	chew, to
kumekwa	salivate, to
kumena {Yamenye ikirahuli.}	break, to {He broke a glass.}
kumira (Iyo umira urababara?)	swallow, to (Does it hurt when you swallow?)
kumira bunguli	swallow without chewing, to
kumulika	prolapse, to have a (vaginal or anal)
kumva {Subiramo sinumvise.}	hear, to {Start again, I did not hear well.}
kumva {Urabyumva.} [Sinabyumvise.]	understand, to {Do you understand?} [I did not understand.]
kumwenyura	smile, to
kunanguka	die suddenly, to
kunanirwa (Nali ndushye.)	tired, to be (I was tired.)
kunanirwa {Ndarushye.}	fatigued, to be {I am tired.}
kunanuka	weight, to lose
kunanura	lose weight, to
kuniga	choke, to

Kinyarwanda	English
kuniga	grab by the neck, to
kunogora	gouge out an eye, to
kunuka	stink, to
kunukiliza	smell, to
kunya	have a stool (bowel movement), to
kunyara	urinate, to
kunyaragura	urinate frequently, to
kunyareguzwa	drip urine, to
kunyunyuka	skeletal, to become
kunyura itabi	smoke, to
kunywa, gusoma	drink, to
kura amaraso	hemorrhage
kuraba	faint, to
kurabukirwa	lose one's temper momentarily, to
kurambura	stretch out (arm), to
kuramukwa	deliver, to come time to (pregnant woman)
kureba imirali	squint, to
kuremba	very ill, to be
kuremba {Yararembye.}	die, to be about to {He is gravely ill.}
kurevangwa	stammer, to
kuribwa (Yaliwe n'uruyuki.)	stung, to be(He was stung by a bee.)
kuribwa umugongo	lumbago
kuribwa, kubabara	pain, to have
kurira	weep, to (to cry)

Kinyarwanda	English
kurira {Uralizwa n'iki?}	cry, to {Why are you crying?}
kurohama	drown, to
kurota	dream, to
kuruha	tired, to be
kuruka (Nduka inzoka.)	vomit, to (I am vomiting worms.)
kuruma, kuryana	bite, to
kurumwa (kurwinga) n'agakoko (agasimba)	insect bite
kurungulirwa	nausea, to feel
kurwalika	gravely ill, to be
kurwara	fall ill, to
kurwara (Ndaye umutwe.)	sick, to be (I have a headache.)
kurwara igifu	gastritis
kurwara umurjimo	hepatitis
kurwara {Ndarwaye.}	ill, to be {I am ill.}
kurwaza	become ill, to
kurwaza	care for the sick, to
kurya {Ngiye kwigulira ibyo kulya.}	eat, to {I am going to buy something to eat.}
kuryama	lay down in bed, to
kuva amaraso {Arava amaraso mu mazuru.}	bleed, to {He has a bloody nose.}
kuvuga	speak, to
kuvuga	talk, to
kuvugana	discuss, to
kuvuguruza	contradict
kuvundereza	spit out, to

Kinyarwanda	English
kuvura	give a treatment, to
kuvura	treat, to (medical)
kuzana byose	have a prolapsed rectum, to
kuzengerera	dizziness, to experience
kuzunguza	shake, to
kuzura	exhume, to
kuzura	recover from grave illness
kwanduza	poison, to
kwasama	open the mouth, to
kwayura	yawn, to
kwemeza {Mwemeje iki?}	decide {Have you decided?}
kweruruka	cyanosis
kwibaruka	give birth, to
kwigaragura	thrash around, to
kwigimba	have abnormal menstruation, to (close together)
kwigisha	teach, to
kwiheba	despair, to
kwijima	sad, to appear
kwishima	scratch oneself, to
kwishinyagura	pruritus
kwitsamura	sneeze, to
kwiyiriza ubusa, kwigomwa	fast, to
kwiyoza amenyo	brush teeth, to
marere	finger, 4th
marere	finger, ring
mazizi	banana, beer
mberabero	muscles of thigh
mbere, imbere	before

Kinyarwanda	English
mu ngingo	knuckles
mugabuzi	xyphoid process
mujongo	iliac bone
mukubitarukoko	finger, index
mukuru wa meme	finger, 4th
musumbazose	finger, 3rd
musumbazose	finger, middle
mwene	child of
na, no, kandi	and
Ndananiwe	I am tired.
Ndarwaye	I am ill.
Ndi ingaragu	I am single.
Ndubatse	I am married.
Nkeneye umugango nonaha.	I need a nurse right away
none	today
none, noneho	and now
none, noneho, niko	and so
Nta ntege mfite.	strenght, I do not have
nubwo, naho	although
pfuye	dead
rimwe na rimwe	sometimes
rubagimpande	arthritis
rugongo	clitoris
rukimirana	stomach growling
rukujuju	person with rough skin
rusange	common
rwagakoco	common cold
rwose, byimazeyo	completely

Kinyarwanda	English
si byo?	isn't that so?
Simbizi	I don't know.
Simbyumva	I don't understand.
Simfite...	I don't have ...
tifusi	typhoid
tumenyereye	herpes simplex
ubanza	possibly
ububabare	suffer physically or emotionally
ububabare, umubabaro	pain
ubuganga	malaria
ubuganga, umuriro	fever
ubugengera, ubushahi	itch
ubugonyi	toilet
ubuheri	scabies
ubujana	wrist
ubukarate	sour taste
ubukene	need
ubukenya	premature death
ubukuru, zabukuru	age, old
ubukwerere	age, middle
ubunihura, mugiga	meningitis
uburagaza	gonorrhea
uburara	conduct/behavior problems
uburibwe bw'umutwe	headache
uburozi	poison
uburuga	syphilis
ubusanzwe	usually
ubushahi	pins and needles

Kinyarwanda	English
ubushyuhe	heat
ubuvuzi	medicine, practice of
ubuzima	health
ubwabyi	malaise
ubwaku	mouth odor
ubwana	childhood
ubwoba	phobia
ubwoba {Nali mfite ubwoba.}	fear {I was scared.}
ubwoba, igihunga	panic
ubwonko	brain
Ufashwe n'iki?	suffering from? What are you...
ugutwi	ear
ukuboko	lower arm
ukuboko {Mpiye ukuboko.}	arm {I burnt my arm.}
ukuguru	leg
ukuguru	lower leg
ukwa	apart
ukwaha	armpit
ukwaha	axilla
Umaze igihe kingana iki urwaye?	How long have you been ill?
umiywyo, ubrakari	rabies
umubabaro, agahinda	grief
umubembe	leper
umubiri	body
umubore	old man, decrepit
umubu	mosquito

130

Kinyarwanda	English
umubyaza	midwife
umubyimbyi	swelling
umuforoma	nurse (male)
umuforomakazi	nurse (female)
umugabo	husband
umuganga	doctor (academic, medicine)
umugongo	back (of a person)
umugongo	lower back
umuhishwa	abdominal swelling
umuhogo	throat
umuhondo	jaundice
umuhoro, umupanga	machete
umuhungu	boy
umuhungu	son
umukara	black
umukecuru	old woman
umukirage	contusion
umukiruko	convalescence
umukobwa	daughter
umukobwa	girl
umukondo	navel
umukondo	umbilicus
umukuku	knee problem
umukungwa; urureri	umbilical cord
umuliro {Afite umuliro mwinshi cyane.}	fever {He has a high fever.}
umumiro	mouthful
umunaniro	exhaustion
umunanuko	thinness

Kinyarwanda	English
umuniho	moaning
umunwa	lip
umunwa	lips
umunyama	ectropion
umunyasima	asthmatic
umunyu	salt
umupfu	human cadaver
umupfumu	witch doctor
umura; nyababyeyi	uterus
umurambo	corpse
umurawanyi	aggressive
umurondogozi	person who drivels
umuruho	fatigue
umurundi	shin (tibia)
umurundi	tibia
umurwayi (Ngiye kureba umurwayi.)	sick person (I am going to see a patient.)
umusanzu	contribution
umusati	hair (of human)
umusatsi	hair
umusaza	old man
umuseke w'ukuboko	clavicle
umuseke w'urwano, ikizigira	humerus
umushiha	irritability/anger
umushishe	nourished, well (big and fat)
umushitsi	shiver
umushonji {Ndashonje.}	hungry {I am hungry.}
umushyukwe	erection

Kinyarwanda	English
umusingi	channel
umusokoro	bone marrow
umusonga	pneumonia
umususu	fear
umuterahejuru	starving person
umuti w'itabi	cigarette
umuti, idagara	medication
umutima	heart
umutsi	blood vessel
umutwe	head
umutwe urandya	headache, I have a.
umuvandimwe	sibling
umuvuzi	treats illness, one who
umuzimbwe	anal chancre
umuzinge	cigar
umwana	baby or child
umwana {Yasigaranye umwana.}	child {She stayed with the child.}
umwano	groan
umwanzuro	decision (final)
umwarimu	teacher
umwete (Agira umwete ku azi.)	zeal (He works with zeal.)
umwicanyi, umwishi	murderer
umwijima	liver
umwingo.	thyroid disease
umwino	dose of medication by enema
umwivire	menorrhea
umwotsi	smoke

Kinyarwanda	English
umwoyo	rectum
umwuka	breath
urubavu	rib
urugohe	eyelash
uruguma	cut (wound)
uruhago nwienka ni	urinary bladder
uruhande	side
uruhanga	forehead
uruhekenyero	temporal mandibular joint
uruheli	pustule
uruhinja	baby (newborn)
uruhinja	infant
uruhitwe	diarrhea
uruhitwe	liquid stool
uruhu; igikoba	skin
urukebu	stiff neck
urukenyerero	waist
urukerera	impetigo
urukogoso	scapula
urumanzi	tattoo
urunyo	maggot
urunyota	thirst, excessive
urupfu	death
ururimi	tongue
urushinge	injection
urushinge	needle
urushinge	syringe
urutirigongo	spine
urutoki (sing.), intoki (pl.)	finger

Kinyarwanda	English
urutugu	shoulder
urwagashya	spleen
urwara	fingernail
urwara rw'ino	toenail
urwaye imiyoboro yo guhumeko	bronchitis
urwego	tall person
urwibutso	memory
VIH/SIDA	HIV/AIDS
Wariye?	Have you eaten? (singular)
weruye (Vuga weruye.}	clearly {Speak clearly.}
wihangane	sorrow (sympathy)

Other books by A.H. Zemback

English-Kinyarwanda-French Dictionary

English-Kinyarwanda Dictionary

English-Kirundi-French Dictionary

English-Kirundi Dictionary

English-Swahili-French Dictionary

English-Swahili Dictionary

English-French Medical Dictionary and Phrasebook

English-Spanish Medical Dictionary and Phrasebook

English-German Medical Dictionary and Phrasebook

English-Portuguese Medical Dictionary and Phrasebook

English-Italian Medical Dictionary and Phrasebook

Made in the USA
Columbia, SC
27 November 2020